ROOT CANAL IRRIGATION

# 根管洗浄

吉岡 隆知 編著

医歯薬出版株式会社

This book is originally published in Japanese under the title of :

**KONKANSENJO**

(Root Canal Irrigation)

Editor:
YOSHIOKA, Takatomo
  Yoshioka Dental Clinic

© 2024 1st ed.

**ISHIYAKU PUBLISHERS, INC.**
  7-10 Honkomagome 1 chome, Bunkyo-ku,
  Tokyo 113-8612, Japan

# 序

　私が歯科医師になりたての頃，根管洗浄といえば交互洗浄が当たり前であった．化学反応式を書いて発生期の酸素が根管内をきれいにするのに効果があるのだと教わった．次亜塩素酸ナトリウムと過酸化水素を根管内に交互に注入して発泡させるのが，高級な治療に思えた．アルバイト先で次亜塩素酸ナトリウムの濃度が低くなっていたのか，あまり発泡しない．大学じゃないから仕方ないなと思った．

　ところが大学では，次亜塩素酸ナトリウムは危ないから過酸化水素だけで洗浄するという先生が，少なからずいた．多分どれかの成書で読んだのだと思うが，過酸化水素は根尖周囲組織と反応して気腫を発症させる可能性があるから，根管洗浄には使うべきでないという意見を知った．

　臨床研究は時代の流行と無関係ではない．象牙質歯髄複合体が注目された頃に，スメアが話題の中心だった．エンドでも根管象牙質表面からEDTA洗浄を行ってスメアを除去することになり，日常使用する根管洗浄液に加わった．しかし，エンドでスメアを除去すべきかどうかの結論が出ないうちに，その流行は終わった．

　EDTAの効果を私は実感できないので，今は使っていない．次亜塩素酸ナトリウムの単独洗浄を行っている．超音波洗浄は行っている．ファイルのようにねじりがついてない，細いまっすぐなチップでUltrasonically activated irrigation (UAI) という，ごく弱いパワーで洗浄液を攪拌する方法である．音波洗浄もあるし，レーザー洗浄も最近のトピックスである．さらにNegative pressureでの根管洗浄も考案されている．

　根管洗浄は日々進化している．その様子を総論と各論で解説する．グローバルな最新の根管洗浄を知るためには，必要かつ十分な情報である．ぜひご一読いただきたい．

吉岡隆知　Takatomo Yoshioka

CONTENTS

序 吉岡 隆知 ……… iii

◉ 編著者一覧 ……… vi

CHAPTER 1 **根管洗浄総論** 吉岡 俊彦 ……… 1

根管洗浄の必要性について
根管洗浄液に求められる要件
代表的な洗浄液の特徴
予後を調査した論文における根管洗浄
根管洗浄液の選択について
新たなアプローチの可能性―洗浄液の冷却―　/　まとめ

CHAPTER 2 **根管洗浄各論** 古畑 和人 ……… 11

はじめに　/　根管洗浄を学ぶ理由
根管洗浄法の分類
根管洗浄液を妨げるネガティブな要素
シリンジ洗浄　/　根尖部に圧をかけない根管洗浄
陰圧での根管洗浄　/　Apical vapor lock（AVL）の解消
各根管洗浄法の使い分け　/　おわりに

CHAPTER 3 根管洗浄に関わる
解剖学的形態　吉岡 隆知 ········ 35

はじめに　／　根管形態について
2根管1根尖孔の洗浄法　／　2根管1根尖孔の臨床例
根尖孔外の形態　／　根尖突出について　／　まとめ

CHAPTER 4 UAIとiNP法による
根管洗浄法について　吉岡 隆知 ········ 47

はじめに　／　根管内吸引洗浄法（iNP法）とは
推奨する根管洗浄法　／　根管洗浄が終わったら
根管洗浄の効果　／　おわりに

CHAPTER 5 これからの根管洗浄　古畑 和人 ········ 61

根管形成と根管洗浄の関係
これからの根管洗浄

◉ 索引 ········ 70

◉ 編著者一覧

〈編 著〉

**吉岡 隆知** Takatomo Yoshioka
東京都・吉岡デンタルオフィス

〈著〉 ※執筆順

**吉岡 俊彦** Toshihiko Yoshioka
広島県・吉岡デンタルキュア

**古畑 和人** Kazuto Furuhata
埼玉県・古畑歯科医院

CHAPTER 1

# 根管洗浄総論

吉岡俊彦　Toshihiko Yoshioka

## 根管洗浄の必要性について

　根管治療の目的は「根尖性歯周炎の予防，治癒」であり，われわれはそのために根管系から細菌（バイオフィルム）や壊死歯髄組織などを取り除き，漏洩が起きにくい材料を用いて，死腔なく根管系を充填することを行っている．根管系から感染を取り除く処置が，根管形成および根管洗浄となる．

　以前は根管壁をファイルで大きく削り取る「根管拡大」によって感染除去を行うイメージであったが，その「根管拡大」では歯質を大きく失ってしまうことが問題であった．また，ファイルで削ることができるのは一部の根管壁であり（図1），ファイルが触れてない部分が35％程度存在することが，マイクロCTを用いた研究にて報告されている[1,2]．ファイルが触れることのできない部分としては，イスマス・フィンと呼ばれる根管系の扁平な部分，湾曲根管の内湾側や外湾側があり（図2），そのファイルが触れない部位に削片が押し込まれ残留することが予想される（図3）．

　以前はファイルにプレカーブを付けたり，さまざまな向きに押し当てながらファイリングすることでファイルが触れる部位を増やすとされ，それらの操作が推奨されていたが，上記のファイルが触れることができない部位をそれらで解決することは不可能であ

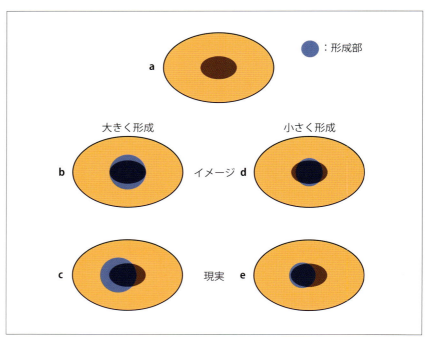

**図1**　ファイルで削ることのできる根管壁
　イメージ図だとbが良いように見える．現実では，元の根管から逸脱しているだけで，未形成部の感染の残存は一緒であるため，必要十分な拡大を行った後は，さらに拡大するのではなく，しっかり洗浄する（a：元の根管，b：長径を含むように形成（イメージ），c：長径を含むように形成（現実），d：短径以上長径未満の形成（イメージ），e：短径以上長径未満の形成（現実））

# 根管洗浄総論

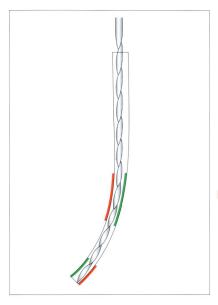

図2　湾曲根管における形成
すべての根管は多少なりとも3次元的に湾曲しているので，全周ファイルが触れることは不可能で，ファイルを挿入したとき，根管壁に当たる部分は一部のみとなる．これはファイルを回転運動・上下運動のどちらで使用しても同じである．ファイルにプレカーブを付与すると，当たる部位が多少変化するが，全周触れることは不可能である（赤：ファイルが触れている部分（削れる部分），緑：ファイルが触れていない部分（削れない部分））

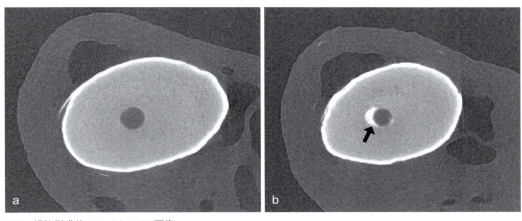

図3　根管形成後のマイクロCT画像
　a：ファイルが全周当たっていると思われる部位．b：ファイルが当たっていない部分に削片が残留していることがわかる（矢印）

り，やはり根管洗浄に委ねるべき部分があることに変わりはない．現在では「根管拡大」から「根管形成」へと用語も変わっているように，ファイルで根管壁を削り取るイメージから，根管洗浄・根管充填のために適切な形へ整えるイメージへと変遷している．用語として，機械的清掃・化学的清掃と表現する場合もあり，「根管形成」を機械的清掃，「根管洗浄」を化学的清掃とイメージしがちであるが，根管洗浄には削片を機械的に洗い流す役割もあるため，根管洗浄は機械的・化学的のどちらの役割もあると考えるべきである．

## 根管洗浄液に求められる要件

- 殺菌効果・抗真菌効果がある
- 根尖周囲組織に侵襲がない
- 溶液が安定している
- 長期的な抗菌性
- タンパク質が存在しても活性が保たれる
- 表面張力が低い
- 根尖周囲組織の修復を妨げない
- 歯を変色させない
- スメア層を除去できる
- 象牙質を脆弱化させない
- 根管充填材に悪影響を与えない
- 容易に使用できる
- 安価である

これらすべてを満たす洗浄液は存在せず,要件を補完し合ういくつかの洗浄液を用いることが一般的である.

## 代表的な洗浄液の特徴

### 1) 次亜塩素酸ナトリウム

根管洗浄では第一選択の洗浄液とされるが,服などに付着すると漂白されたり,軟組織に付着すると化学的熱傷を起こすため,取り扱いに十分な注意が必要である.根尖孔外へ溢出すると疼痛,腫脹,潰瘍・膿瘍形成,内出血の出現などの重篤な偶発症(ヒポクロアクシデント)を引き起こす.

溢出の防止策として,
- ニードルの挿入深さが作業長を超えないように長さを管理する
- 根管壁にニードルがロックした状態にならないように常に上下に動かしながら薬液を注入する
- シリンジを押す力をコントロールする

などがあげられる.室温で長期保管すると分解が進み濃度が3%程度まで低下する[3]ため,短期で消費する量を薬瓶に入れて常温保存,ボトルなどは冷蔵庫に保管するなどの工夫が必要である.

以前は過酸化水素水と交互洗浄を行い,発泡による洗浄効果が期待されていたが,次

# 根管洗浄総論

亜塩素酸ナトリウムの効果を弱めてしまう点，根尖孔外に出てしまった場合に気腫を起こしてしまう点から，現在では過酸化水素水の使用は推奨されなくなっている[4]．また，クロルヘキシジンと混ぜると有害なパラクロロアニリンが生成されるため，注意が必要である．

次亜塩素酸ナトリウムの使用濃度に関しては，種々の報告がある．「1％でバイオフィルムが除去できる[5]」「3％以上がバイオフィルム除去に有効[6]」「口腔内のバイオフィルムに近いバイオフィルムにおいて2％では除去不可能であった[7]」と，さまざまである．アメリカの専門医へのアンケート調査では，5％以上の使用が過半数を占めている[8]．加熱することにより作用が増強されるため，使用時に加熱を推奨している論文も存在するが，加熱することによって分解が進むので，使用直前に使用量のみを加熱する必要がある．

## 2) EDTA

カルシウムを溶解するキレート剤で，象牙質の削片やスメア層の除去が期待される．一方で，長時間の使用によって根管壁の過脱灰の可能性も指摘されている[9]．根管充填前の最終洗浄時にスメア層除去に期待し，1分程度使用するとされる．

## 3) クロルヘキシジン（CHX）

アメリカではよく使用される洗浄液である[8]．「組織傷害性がない」「持続的な抗菌性がある」「バイオフィルム除去効果はない」といわれ，洗浄液の溢出のリスクが高い症例（大きな根尖孔の症例，穿孔を伴う症例）の際に使用可能な洗浄液である[10]．

日本では，高濃度での使用はアレルギーを考慮して避けるべきとされている．

## 4) MTAD

テトラサイクリン系の抗菌薬，クエン酸，界面活性剤を含む洗浄液．スメア層除去に有効で象牙細管の過脱灰の心配がなく，抗菌性に期待できるとされている[11]．2010年前後に活発に研究がなされ，注目されていたが，ここ数年は論文報告が減っている．

## 5) HEDP

次亜塩素酸ナトリウムに溶かして使用する粉末の材料（Dual Rinse HEDP，Medcem）として，ヨーロッパを中心にここ数年研究・使用がなされている．次亜塩素酸ナトリウムの効果を減弱せずにキレート作用でスメア層の形成を抑制，スメア層の除去が可能とされる．

## 予後を調査した論文における根管洗浄

歯内療法の予後報告は多くなされており，そのなかでもよく引用されている定番の人気論文がいくつか存在する．ではそのような論文では，どのような根管洗浄が採用されているか，ご存じだろうか？

それらを確認していくと，年代によってさまざまな変化があることがわかった．

### 1) 根尖病変がある再根管治療の成功率が62％と提示されるときの根拠論文

Sjögren U, et al. Factors affecting the long-term results of endodontic treatment. J Endod. 1990 ; 16 (10) : 498-504.

1977〜79年に，スウェーデンのウメオ大学で卒前学生が指導医のもと行った，根管治療の成功率（8〜10年予後）を調査した研究．

全体では849本中771本（91％）が成功，根尖病変のある再根管治療の成功率は94本中58本（62％）であった．

「根管形成中に0.5％の次亜塩素酸ナトリウムで頻繁に洗浄した」．根管洗浄に関してはこの記載しかなく，ニードルなどの指定もない．

### 2) トロントスタディーと呼ばれる，根管治療や外科的歯内療法の成功率を調べた研究

Friedman S, et al. Treatment outcome in endodontics: the Toronto Study. Phase 1 : initial treatment. J Endod. 2003 ; 29 (12) : 787-793.

1993年9月〜1995年9月に，カナダのトロント大学の歯内療法科で行った，初回根管治療の成功率を調査した研究．

全体では120本中97本（81％）が成功，生活歯髄だと37本中35本（95％），壊死歯髄だと83本中62本（75％）が成功であった．

「2.5％の次亜塩素酸ナトリウムで洗浄を行った」．根管洗浄に関してはこの記載しかなく，ニードルなどの指定もない．

### 3) 再根管治療の際にもともとの根管形態が維持されている症例，維持されていない症例を区分した研究

Gorni FG, Gagliani MM. The outcome of endodontic retreatment : a 2-yr follow-up. J Endod. 2004 ; 30 (1) : 1-4.

452本の再根管治療の2年予後を調査した研究．

術前の根管の状態を，石灰化・根尖閉塞・破折器具・アンダーな根管充填・元の根管

# 根管洗浄総論

から逸脱・根尖部吸収・穿孔・ストリッピング・内部吸収に分類した．それぞれの成功率は石灰化53.1％・根尖閉塞76.1％・破折器具96.7％・アンダーな根管充填100％・元の根管から逸脱35.6％・根尖部吸収71.4％・穿孔60.5％・ストリッピング28.0％・内部吸収71.4％であった．

「根管形成中には5％の次亜塩素酸ナトリウムを50℃に温めて十分洗浄した」．ニードルなどの指定はないが，加熱して使用している．

### 4) ケイ酸カルシウム系のシーラー（BCシーラー）の予後を報告した研究

Chybowski EA, et al. Clinical outcome of non-surgical root canal treatment using a single-cone technique with endosequence bioceramic sealer : a retrospective analysis. J Endod. 2018 ; 44 (6) : 941-945.

2009～2015年に，1つの診療所の4人のエンドドンティストが1回法で根管治療を行った307本の成功率を調査した研究．

平均30.1カ月予後で全体の成功率90.9％であった．

「5.25％の次亜塩素酸ナトリウム12mlを，27Gサイドベンド洗浄針で洗浄した（最終洗浄では17％のEDTA3mlも使用）．感染根管治療・再根管治療では超音波洗浄を用いた」．濃度・量・洗浄針の指定がなされており，EDTAや超音波洗浄も併用されている．

## 根管洗浄液の選択について

近年，洗浄液によって予後が変わるかを調査した，ランダム化比較試験がいくつか報告されている．洗浄液の比較はにおいや色の大きな違いがなければ，術者の盲検化が可能なため，バイアスの影響を受けにくいと考えられる（根管充填法の比較や操作性が異なる材料の比較では，術者がどちらの群を行っているかがわかってしまうため，完全な盲検化は不可能である）．

### 1) 次亜塩素酸ナトリウムの濃度の違いによる術後疼痛および治療成績への影響を調査した論文

Verma N, et al. Effect of different concentrations of sodium hypochlorite on outcome of primary root canal treatment : a randomized controlled trial. J Endod. 2019 ; 45 (4) : 357-363.

インドのロータク歯科大学で，1人の術者が行った．患歯は下顎大臼歯，根尖病変を有する歯髄壊死に対する初回根管治療を2回法で行った．

患歯は100本でランダム割付を行い，5％もしくは1％の次亜塩素酸ナトリウムを使用した．

根管洗浄は30Gのニードルを作業長−2mmの位置まで挿入して行った．最終洗浄の

前には17%のEDTA5mlを1分間使用した．治療成績は1年予後で5%群が81.4%，1%群が72.1%であり，両群に有意な差を認めなかった．術後疼痛も両群で有意な差を認めなかった．

### 2）次亜塩素酸ナトリウムとCHXで治療成績への影響を調査した論文

Zandi H, et al. Outcome of endodontic retreatment using 2 root canal irrigants and influence of infection on healing as determined by a molecular method : a randomized clinical trial. J Endod. 2019 ; 45 (9) : 1089-1098.

ノルウェーのオスロ大学で治療を行った．既根管治療歯で根尖病変を有する歯に対する再根管治療を，2回法で行った．患歯は45本でランダム割付を行い，1%の次亜塩素酸ナトリウムと2%のCHXを使用した．根管洗浄の方法の詳細は不明．

治療成績は1年予後で次亜塩素酸ナトリウム群が65%，CHX群が64%，4年予後で次亜塩素酸ナトリウム群が81%，CHX群が82%であり，両群に有意な差を認めなかった．

上記の通り，次亜塩素酸ナトリウムの濃度のよって差がないという報告，および次亜塩素酸ナトリウムとCHXで差がないとの報告がなされている．CHXはバイオフィルム除去効果がないことを鑑みると，次亜塩素酸ナトリウムのバイオフィルム除去効果が治療成績に影響を与えていない可能性も考えられる．洗浄液の効果よりも洗浄法の選択のほうが，削片の除去やバイオフィルムの除去を考えるうえで重要なのかもしれない．

## 新たなアプローチの可能性 —洗浄液の冷却—

症候性根尖性歯周炎の治療で，最終洗浄後に2.5℃に冷却した滅菌生理食塩液20mlを2.5℃に冷却したEndoVac（Kerr）で根管内吸引洗浄を行うと，常温で行った群よりも，術後疼痛の改善および鎮痛薬服用量の減少を認めたとの報告がある[12]．

また，別の報告では症候性根尖性歯周炎の治療において，
・根管内冷却群…最終洗浄後に2.5℃に冷却した生理食塩液20mlで洗浄
・口腔内冷却群…術後に口腔前庭にガーゼに包んだアイスパックを30分置く
・口腔外冷却群…術後に頬にペーパータオルに包んだアイスパックを30分置く
のすべての冷却法で，術後疼痛の改善および鎮痛薬服用量の減少を認めた[13]．

冷却洗浄法のシステマティックレビューでは，6時間後および72時間後で有意に術後疼痛の改善が認められた[14]．

炎症が起きている部位，もしくは起きることが予測される部位を冷却して，消炎・疼痛抑制に期待する行為は，「アイシング」として広く認識されている．血管収縮・血管透過性の低下・神経伝達速度の低下などにより，消炎・疼痛抑制につながる．次亜塩素酸ナトリウムの作用を高めるために加温して用いている報告が存在する一方で，疼痛を和

# 根管洗浄総論

らげるためには根管内もしくは周囲組織を冷却したほうが良いというのは混乱しそうだが，理由を理解すると納得がいく．冷却による効果はあくまで一時的な周囲組織の炎症抑制なので，根管内の感染除去による効果ではない．これは上記のGundogduらの報告[13]からも明らかである．また，過度な冷却は凍傷などの問題を起こす危険性があるので，注意すべきである．

## まとめ

今回，さまざまな視点から根管洗浄液の効果について調べてみると，*in vitro* の研究においては洗浄液間で効果に差があったり，理想的な濃度や温度などがありそうに感じたが，実臨床においてはそれらで大きな差が出ていないことがわかった．根管内に貯留できる洗浄液の量や実際に接触している部分が少ないことなどが影響しているのではないかと考えられる．

何で洗浄するかよりも，どうやって洗浄するのかのほうが大きな影響を与えているのではないかと推測しCHAPTER 2へとバトンタッチしたい．

### ● 文　献

1) Peters OA, et al. Effects of four Ni-Ti preparation techniques on root canal geometry assessed by micro computed tomography. Int Endod J. 2001；34(3)：221-230.
2) Hübscher W, et al. Root-canal preparation with FlexMaster：canal shapes analysed by micro-computed tomography. Int Endod J. 2003；36(11)：740-747.
3) 日本水道協会．水道用次亜塩素酸ナトリウムの取り扱いなど等の手引き（Q&A）．2008.
4) Haapasalo M, Basrani B. Update on endodontic irrigating solutions. Endodontic Topics. 2012；27 (1)：74-102.
5) Chávez de Paz LE, et al. The effects of antimicrobials on endodontic biofilm bacteria. J Endod. 2010；36(1)：70-77.
6) Clegg MS, et al. The effect of exposure to irrigant solutions on apical dentin biofilms in vitro. J Endod. 2006；32(5)：434-437.
7) Busanello FH, et al. Chemical biofilm removal capacity of endodontic irrigants as a function of biofilm structure：optical coherence tomography, confocal microscopy and viscoelasticity determination as integrated assessment tools. Int Endod J. 2019；52(4)：461-474.
8) Dutner J, et al. Irrigation trends among American Association of Endodontists members：a web-based survey. J Endod. 2012；38(1)：37-40.
9) Calt S, Serper A. Time-dependent effects of EDTA on dentin structures. J Endod. 2002；28(1)：17-19.
10) Gomes BP, et al. Chlorhexidine in endodontics. Braz Dent J. 2013；24(2)：89-102.
11) Torabinejad M, et al. A new solution for the removal of the smear layer. J Endod. 2003；29(3)：170-175.
12) Vera J, et al. Intracanal cryotherapy reduces postoperative pain in teeth with symptomatic apical periodontitis：a randomized multicenter clinical trial. J Endod. 2018；44(1)：4-8.
13) Gundogdu EC, Arslan H. Effects of various cryotherapy applications on postoperative pain in molar teeth with symptomatic apical periodontitis：a preliminary randomized prospective clinical trial. J Endod. 2018；44(3)：349-354.
14) Almohaimede A, Al-Madi E. Is intracanal cryotherapy effective in reducing postoperative endodontic pain? An updated systematic review and meta-analysis of randomized clinical trials. Int J Environ Res Public Health. 2021；18(22)：11750.

CHAPTER 2

# 根管洗浄各論

古畑和人　Kazuto Furuhata

## はじめに

根管洗浄は根管治療を成功に導くために重要なステップの一つである．流体を扱うため，効果を目に見えるかたちで確認することが難しく，またそのコントロールも困難であるため，さまざまなテクニックが考案され，利用されている．すべてにおいて最良と言える根管洗浄法はいまだ確立されていないため，それぞれの手技の利点と欠点を理解して，狙いをもって根管洗浄を行うことは，臨床の質を一段階上げるために役に立ってくれるものと考えている．

ここでは各論として，各根管洗浄法の特徴と課題をご紹介し，状況に合わせた根管洗浄法を選択するためのヒントがご提供できれば幸いである．

## 根管洗浄を学ぶ理由

細菌は歯髄や歯根膜の炎症発生の原因となるため[1]，根管治療において，感染制御がその予防と治療の大きな目的となっている．一方で，機械的清掃，つまりファイルなどによるインスツルメンテーションでは根管内に触れられることができない部位を多く残すことがわかっている[2]．

現在では，根管形成は根管洗浄と根管充填を行うためのスペースづくりとして行われ，根尖付近に適切に供給した根管洗浄液によって細部の炎症の原因物質の除去を行うという考え方が強くなっている．そのため，近年では歯内療法の学術誌でも根管洗浄に関連する報告の数は増加傾向にあり（図1），いろいろな洗浄法が考案されて，より効果のある根管洗浄法は何かということに多くの関心が寄せられていることがわかる．

根管治療のなかでウェイトが大きくなっている根管洗浄の各方法に求められていることを明らかにし，主体的に洗浄法を選択できるフィロソフィーを身につけたい．

## 根管洗浄法の分類

根管洗浄法にはさまざまな分類法があるが，ここでは根管洗浄液の流れに主眼を置き，根尖部の圧力を陽圧にすることで洗浄液を流すもの（Positive pressure），根尖部には圧力勾配を設定せずに根管内に貯留した洗浄液を攪拌するもの（Nor. pressure），根尖部の圧力を陰圧にすることで洗浄液を流すもの（Negative pressure）の三つに分類する（表1）．

陽圧に分類されるものは，いわゆるシリンジ洗浄である．最も多くの歯科医師が行っている根管洗浄法であり，イメージとしても洗浄を行うという行為に直結しやすい．ただ，他にさまざまな手法が考案されていることは，この方法では不十分と考えられていることの裏返しであることは後述する．根尖部に圧力勾配を設定しない根管洗浄法には，

# 根管洗浄各論

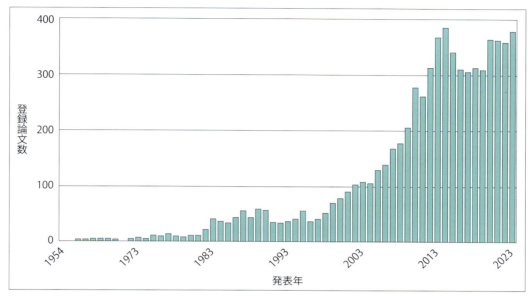

**図1** PubMedで"Root canal irrigation"で検索した際にヒットする論文数の年次推移（2023年まで）
2000年前後から急速に増加している

**表1** 根尖部の圧力による根管洗浄法の分類
ここにあげた他にも，さまざまな根管洗浄法が考案されている

| 根尖部の圧力 | 根管洗浄法 |
| --- | --- |
| 陽圧（Positive pressure） | シリンジ洗浄 |
| 無圧（Non pressure） | 超音波根管洗浄法（Ultrasonically activated irrigation：UAI）<br>音波根管洗浄法（Sonically activated irrigation：SAI）<br>Manual dynamic activation technique（MDA法）<br>Laser activated irrigation（LAI） |
| 陰圧（Negative pressure） | 根管内吸引洗浄法（irrigation with negative pressure technique：iNP法） |

超音波振動を用いたもの，音波振動を用いたもの，ファイルやポイントで撹拌を行うもの，レーザーで励起を起こさせるもの，NiTi製の特殊な形状のファイルを用いるものなどがあげられる．陰圧に分類される洗浄法には，根管内吸引洗浄法（irrigation with negative pressure technique：iNP法）がある．

それぞれの根管洗浄法には洗浄液の挙動と期待できる効果に特徴があり，またそれに伴って生じるリスクがあるため，それを把握して根管洗浄法を選択していく必要がある．以下にそれぞれの特徴を解説していく．

## 根管洗浄液を妨げるネガティブな要素

### 1) 複雑なジオメトリー

　根管洗浄の必要性が取り上げられるようになったのは，根管のジオメトリーの複雑さから，ファイルを用いたインスツルメンテーションでは多くの根管壁に触れることができず，十分な清掃を行うことが難しいことがわかってきたことによる．

　形成する根管サイズを大きくすれば，形成された形に含まれるジオメトリーが増えるため，必然的に清掃範囲は広がる．しかし，円形の断面のファイルで楕円形の根管やフィン，イスマスを清掃することは難しい．そのため，機械的清掃に代替する清掃方法として流動性のある根管洗浄液を細部に到達させることの優先順位が高まるのは自然な流れである．

　一方で，流体である根管洗浄液は挙動をコントロールすることが難しい．複雑なジオメトリーにくまなく到達させられるように，洗浄液の流れを意図的に作ることが，適切な根管洗浄には必要である．

### 2) 根管洗浄液溢出のリスク

　根管洗浄液として現在第一選択となっているものは，次亜塩素酸ナトリウムである[3]．これは洗浄液のもつ化学的活性に加え，低コストで入手が簡便であり，保管もしやすいことから，最も多くの歯科医師に好まれて使われている．

　一方で，その高い組織傷害性から，洗浄液を漏洩，溢出させたときに大きな事故につながりやすい．根管口から溢れ出した次亜塩素酸ナトリウムは，たとえラバーダム防湿をしていても漏れることを妨げることはできず，かえって皮膚や粘膜に密着しているラバーダムと組織の間に毛細管現象で広がり，有害事象を生じることがある．また，根尖孔や穿孔，歯根吸収部から組織内への溢出は，ただちに出血と強い疼痛を伴い，術後に歯周組織を著しく傷害する．命に関わる重篤な作用を生じることもあり，洗浄液がどのように挙動するのかを把握することは，溢出のリスクと洗浄液の到達性というジレンマを解消するために必須である．

### 3) Apical vapor lock

　根管洗浄液の根尖付近までの到達を妨げる要因としてApical vapor lock (AVL) があげられる（図2）．根管洗浄を行うにあたって，化学反応で生じたガスや，洗浄の際に巻き込まれた空気が栓のように働き，洗浄液がそこから先へ到達することを妨げてしまう．生じたAVLを適切に除去することができれば，洗浄液の交換はよりスムーズに行うことができるだろう．AVLはどんな方法で効果的に取り除くことができるのかを知る必

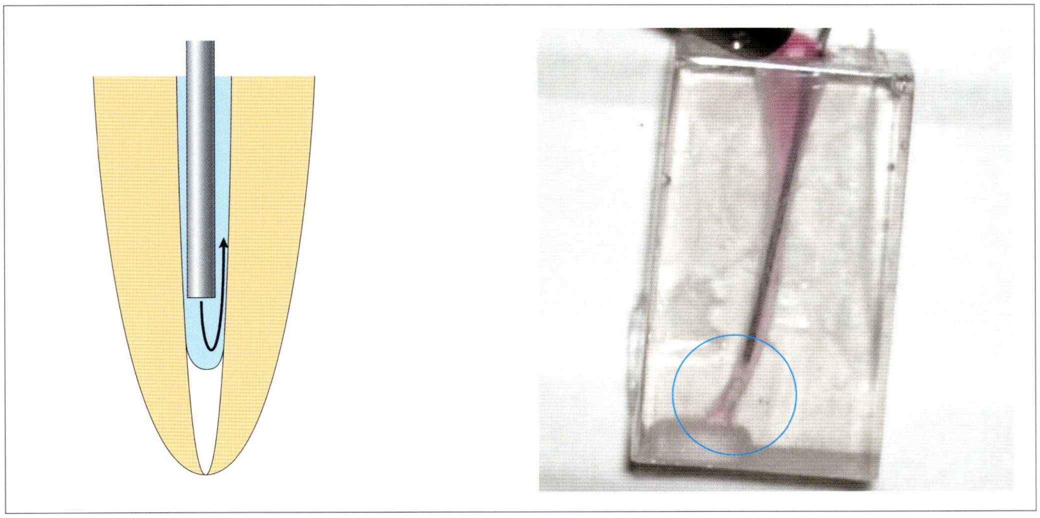

# 根管洗浄各論

図2　Apical vapor lockのシェーマと透明根管模型上での様子
　　洗浄針先端付近に発生したAVL（青丸）は，洗浄液を流しても容易には除去されない

要がある．

## シリンジ洗浄

### 1) シリンジ洗浄の光と影

　シリンジ洗浄は，世界でも最も多く用いられている根管洗浄法である．針とシリンジを用意すれば行える簡便性，コストが低いこと，イメージが「洗う」という行為に直結しているため，意識のハードルが低いことなどがその理由と考えられる．一方でデメリットとして，他の方法に比べて根管洗浄液の挙動のコントロールが最も難しい根管洗浄法であるともいえる（図3）．

　流体が流れる際には，圧力勾配が必要となる．シリンジ洗浄の場合，洗浄針を挿入し

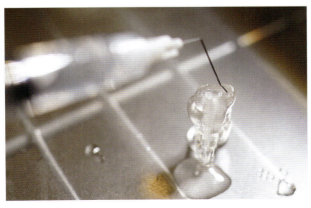

図3　シリンジ洗浄の課題を理解すると，根管洗浄の難しさを痛感する

た位置から押し出された根管洗浄液が，抵抗の少ないところへと流れていく．根管には外界との交通路が通常は根管口と根尖孔の二つ開いている．穿孔や歯根吸収，側枝などがある場合も考えられるが，それは特殊なシチュエーションと考えて別に対応する．根管口と根尖孔のどちらから根管洗浄液が排出されるかは，単純に流れやすさに依存するものであり，それゆえ常に根管洗浄液の根尖孔外への溢出のリスクが伴う．

### 2) なぜ難しいのか？

シリンジ洗浄で，根管洗浄液の挙動に影響する因子で，術者がコントロールすることができるものとしては，手指圧，針の挿入深度，針のデザイン，根管のテーパー，洗浄液の物性などがあげられる．多くのパラメータが複雑に関与するため，根管洗浄液の挙動の理解は意外と難しい．特に手指圧と針の挿入深度は洗浄を行いながら常時コントロールが要求されるものでありながら，洗浄液の到達範囲には強い関連がある．そのため，根尖孔外への洗浄液の溢出のリスクを恐れ，根管洗浄針の挿入深度が浅くなったり，洗浄液の流量を抑えてしまいがちである．

図4は根管洗浄針の設置位置と根管洗浄液の挙動を比較した研究の結果[4]である．数

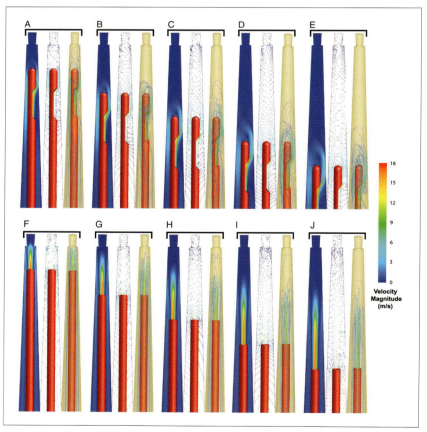

**図4** 洗浄範囲の数値流体解析によるシミュレーション結果（Boutsioukisほか，2010[4]）
サイドベントニードルではニードル先端付近まで，フラットエンドニードルではニードル先端から2〜3mm根尖方向まで洗浄範囲として捉えられる

値流体解析（Computational fluid dynamics：CFD）というコンピュータによるシミュレーションである．適切にデザインされた研究であれば，CFDという手法は流体の流れを可視化するうえでイメージを描きやすく，近年増えている．この結果から，洗浄針の設置位置で洗浄液の灌流範囲がダイナミックに変化するため，適切な洗浄範囲を得ることはかなり難しいことがわかる．この研究の設定では，洗浄針先端から根尖孔までの距離が1〜2mmだと洗浄液の溢出のリスクが大きく，3mm以上だと根尖まで洗浄液が届いていない可能性が指摘される．洗浄液は根管壁や洗浄針に近いほど粘性による抵抗を受けやすいため，テーパーが大きければ洗浄範囲は広くなり，根管が細くなれば届きにくくなる．

　針のデザインによってもその挙動は大きく変化する．先ほどと同じ筆者の研究では，サイドベントニードル（針の側面に開口部がある洗浄針）では洗浄液は開口部から根尖方向に向けて斜めに流れ出るため，ベントの開口部の最根尖側周辺に最大剪断応力部（最も壁面に洗浄液からの応力がかかる，つまり機械的清掃効果が高く見込める場所）が現れる．開口部の反対側の壁面では強い流れは生じておらず，流れに異方性が生じる．一方，フラットエンドニードルでは流れに異方性が生じにくい．根尖方向へ流れ出た洗浄液が根管口方向へ戻ってくる流れのなかで，最大壁面剪断応力部位が現れるため，ニードル先端から2〜3mm程度の位置が洗浄効果が認められる範囲となる．先ほどの研究と併せて考えると，フラットエンドニードルでのシリンジ洗浄では，根尖から3mm程度の位置付けで根管洗浄を行うことが，根尖孔外への洗浄液を溢出させずに根尖付近まで洗浄液を灌流させるために必要な条件になる．

　ここで重要なのが，ニードルの外壁と根管内壁が機械的に嵌合してしまう状態，いわゆる「テーパーロック」させないことである．そのためには根管形成のデザインを，余裕をもって適切な位置に洗浄針を設置することが可能なものにしていく，あるいは根管形成のデザインに合わせた洗浄針の選択肢をもっておくことの，いずれかが必要となる（図5，6）．

　根管形成の目的は，根管内の汚染を取り除くことと根管洗浄や根管充填を行うことができる根管形態を得ることにある．根管形成を根管洗浄が可能な形態を目指して行うことは，一つの目安として良いかもしれない．いずれにしても，シリンジ洗浄を成り立たせるためには，術者がコントロールすべき因子の多いことが，その困難さの要因となっている．

## 3）テーパーロックしたときの考え方

　もしニードルの先端が根管に食い込んでしまう，いわゆるテーパーロックしてしまった場合，その後の洗浄はどうすれば良いだろうか．いくつかの対応が考えられる．

　根管形成のサイズを大きくすることは，一つの方法だろう．これによってニードル先端部と根管壁の間に余裕が生まれる．根管のサイズを変えない場合は，洗浄法を変える．

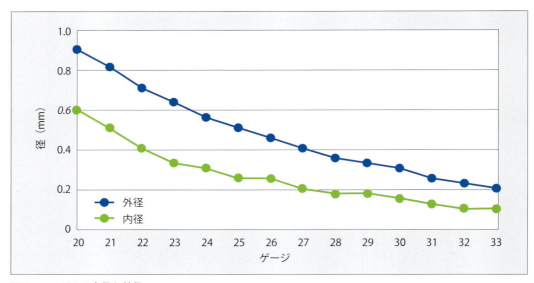

図5 ニードルの内径と外径
おおよその値であり，同じゲージの表記でもメーカーごとに異なるため，自分が使う洗浄針のサイズは個別に把握しておくことが望ましい

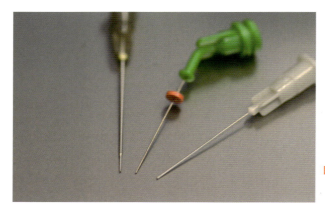

図6 さまざまな根管洗浄用のニードルがあるため，根管の太さや洗浄法などの用途によって複数用意している

ニードルの設置位置を浅くする，細いニードルに変更するといういずれかの対応が考えられる．洗浄法を変える場合は，後述の方法から適切なものを選択すれば良い．シリンジ洗浄において，洗浄液の到達度はニードルの挿入深さに依存するため，設置位置を浅くすることは根管洗浄を根尖まで行うことを放棄することと同義であるため好ましくなく[5]，より細いニードルを選択することになる（図7）．細いニードルで流量を保とうとした場合，洗浄針先端から押し出される洗浄液の初速が大きく，根尖孔外への洗浄液の意図しない溢出のリスクが伴い，洗浄圧のコントロールも難しくなるというジレンマに陥る．

# 根管洗浄各論

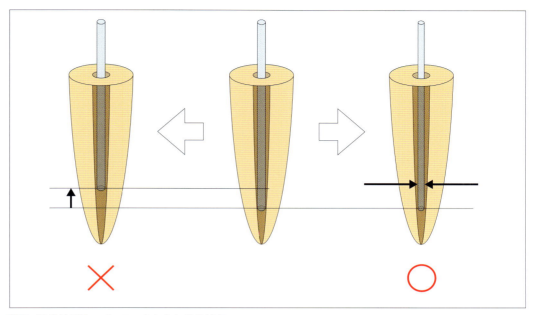

図7　洗浄針がテーパーロックしたときの対応
挿入位置を浅くすることは洗浄範囲を短くすることになるため，挿入位置を適切に保つよう細い外径の洗浄針に変更するほうが好ましい

## 4) シリンジでは洗浄できないか

　シリンジ洗浄の課題を踏まえて，他にもさまざまな根管洗浄法が考案されているが，シリンジ洗浄では根管洗浄の効果が不十分であるか，というとそうではない．主根管以外に特別な根管形態（フィンやイスマス，側枝など）がなければ，適切にニードルを設置して行うシリンジ洗浄は，他の方法と同等の効果を期待することができる．したがって，通常の根管治療ではこれをメインに据えていても問題ない．

　配慮すべきなのは，先にあげたパラメータにコントロールが難しい要素が存在したり，特別な根管形態が存在するケースであり，異なったメカニズムの洗浄法を選択する必要が出てくる．これから述べる各根管洗浄法は，シリンジ洗浄に足りないものを補うことを目的として作られているといっても良い．

## 5) シリンジ洗浄法のポイント

・次亜塩素酸ナトリウムはルアーロック式シリンジを用いる（図8）
・形成された根管の根尖孔よりもやや細い洗浄針を用いる
・針先端の設置位置は根尖から2～3mm（フラットエンドニードルの場合）
・針先端がテーパーロックしていないことを常に確認するため，小さいストロークで上下に動かす（図9）
・根尖孔からの洗浄液の溢出がない圧力で，シリンジから注入する
・できる限りたくさんの量を用いる

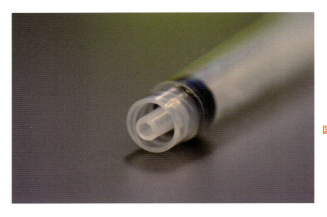

図8 次亜塩素酸ナトリウムを使用する際，プランジャーを押す圧力でニードルが抜けてしまうと洗浄液が意図しない範囲に流出して大変危険であり，ディスポーザブルのシリンジは必ずルアーロック式のものを用いる

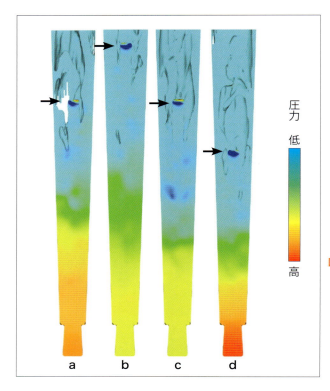

図9 洗浄針を上下に動かすことでテーパーロックしている状態で洗浄液を押し出し続けることは避けられるが，上下運動に伴い根尖部に加わる圧が変動するため，挿入位置が深くなったとき(d)には特に洗浄液の溢出への注意が必要．矢印が針の先端の位置（Huほか，2019[5] をもとに作成．CC-BY4.0. https://creativecommons.org/licenses/by/4.0/）

## 根尖部に圧をかけない根管洗浄

　シリンジ洗浄は，洗浄液を根尖付近に押し出して根管口方向へ洗浄液の流れを作っている．この洗浄液の流れで生じる剪断応力によって，デブリが排出されることを期待している．また，洗浄液を常に供給し続けることで，常に新鮮な洗浄液に触れるので化学的清掃効果が期待できる．

　一方で，洗浄液の流れのコントロールが難しく，洗浄液の溢出が起こりやすそうなケースでは洗浄圧を控えてしまいやすいことや，洗浄液の自然な流れに機械的清掃効果が依

# 根管洗浄各論

存することなど，いくつかの理由で他の方法を検討したいタイミングがある．そこで次の一手として取り入れられるのが，根管内に貯留した洗浄液を撹拌することによって機械的清掃効果を高めようとする取り組みである．洗浄液の連続的な供給をさせないため，根尖部にかかる圧力はシリンジ洗浄と異なり，無圧と分類される．これは，根尖孔からの洗浄液の溢出がないことを意味しているわけではないことには注意が必要である．現にMDA法は，やや洗浄液の溢出量が多い洗浄法と考えられている[6]．

## 1) 超音波根管洗浄

無圧による根管洗浄で最もポピュラーなものが，超音波スケーラーのチップを用いて洗浄液の撹拌を行う超音波根管洗浄である（図10）．Passive ultrasonic irrigation (PUI) あるいはUltrasonically activated irrigation (UAI) と呼ばれる．

UAIの手順は比較的単純で，根管内に洗浄液を満たして，細い超音波チップを根管内に挿入して洗浄液を活性化させることで機械的清掃効果を得る．そのうえでUAIが洗浄液の挙動にどのように関わるのかを知ることは，効果的な運用をするうえでメリットが大きい．

### (1) UAIのメカニズム

洗浄液の中で超音波チップが超音波振動すると，チップの振動によって洗浄液に運動エネルギーが与えられて分子運動が強まる．流体は流速が大きくなると圧力が小さくなるため，一定以上の速度が与えられた液体の圧力が飽和水蒸気圧まで下がると気化することになり，小さな気泡（キャビテーション）が発生する．このキャビテーションは不安定で，形状を激しく変えながら流体中を移動し，この周囲に発生する微小な強い流れによって壁面から汚れを剥離させたりバイオフィルムを破壊することができると期待されている．また，キャビテーションが発生していない領域でもチップによって撹拌された洗浄液は強い流れを生じて，デブリを押し流す効果がある．この流れにキャビテーショ

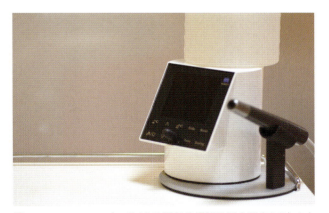

図10　ソルフィーF（モリタ）は電気的根管長測定器（EMR）を内蔵しているため，超音波チップの先端の到達位置を確認できる．根尖付近のデブライドメントを顕微鏡下で行う際などに使用しやすい

ンが乗って壁面に到達することで得られる洗浄効果も，UAIのメリットの一つとなる．

チップ近傍での洗浄液の流れが最も強い[7]のは，チップ先端1～2mmで，ここからは強い直進性のある流れが周囲に広がり，機械的清掃効果は他の部位よりも大きなものが期待できるため，チップの先端を重点的に洗浄したい部位の近くに設置することは，機械的清掃効果を高めることができる可能性がある．特にイスマスやフィンなど，インスツルメントによる機械的清掃ができない部位のデブリを効果的に除去することができる[8]．

### (2) チップの選択

UAIで用いるチップの選択は，その先端部に強い洗浄効果をもつ領域がある[7]ことから，根尖付近まで届くものが好ましい．そのため，線材を成形して作られている超音波ファイルなどは有用と考えられる．チップの振動による洗浄液の流れはチップが細く長いほど強くなるため，強い活性化が期待できる．図11はファイルに刃が付与されていないチップである．根管壁に側面が触れても壁面を意図せずに強く削合することがなく，チップの線材部のみ交換できるため，コストパフォーマンスが良い．

### (3) UAIのポイント

まず，超音波のチップは根管にテーパーロックさせてはいけない．そのため作業長から2～3mmの位置まで余裕をもって挿入できるチップの選択が好ましい．根管壁にチップ先端が押し当てられると歯質が削られてしまうため，根管壁を撫でるように触れながら探索するように動かしていく．根管が複雑な構造をもっていて超音波による機械的清掃効果を強く求めたい場所には，チップ先端を近づけている時間を長くとると良い．デブリが多く存在する場合，洗浄を行うと洗浄液が白濁してくる（図12）．

化学的清掃効果も1分ほどで減退するとされているため，30秒から1分ごとに洗浄液を交換する．これを洗浄液の白濁が少なくなるまで繰り返していく．チップが根管に触

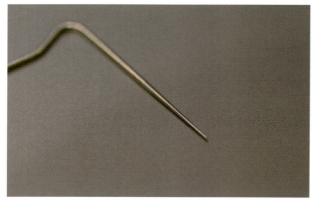

図11　ソルフィーFのチップである超音波エンドファイルダブル
先端部の線材のみを交換できるため，ランニングコストに優れ，必要に応じて屈曲させたり，先端部を削合して加工したりすることもできる

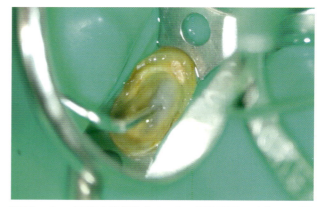

図12　チップが超音波振動することで根管壁面のデブリが剥離して洗浄液が白く濁る

# 根管洗浄各論

れると,チップ先端の振動が抑制されるため効果が減退するが,なくなるわけではない[9]．また,根管に沿わせるようにチップにプレカーブをつけても,超音波による洗浄効果は大きく減退することはない[10]ため,湾曲根管でUAIを行う場合はワイヤータイプのチップの先端の加工を検討するが,チップの破損につながることがあるため,注意が必要である．

### 2) 音波根管洗浄

音波根管洗浄（Sonically activated irrigation：SAI）は,エアスケーラーに根管洗浄用のチップをつける,あるいは音波根管洗浄用のデバイス（図13）を用いることで行われる．超音波と異なりキャビテーションの発生は期待できないと考えられているため,洗浄液の攪拌によって生じた流れによる機械的清掃効果が,その作用の主なものになる．チップの根元が往復運動し,1次振動モードでチップが振動してチップ先端が最も大きく速く動く．SAIではチップ先端の変位による攪拌での洗浄効果が主なものになるため,UAIのようにチップ先端近傍の強い洗浄液の流れとキャビテーションを利用し狭い部位にフォーカスを当てて洗浄を行うことなどは,あまり得意ではない．

一方,湾曲根管ではSAIは非常に使いやすく感じる．SAIのチップは繊維強化プラスチック（Fiber-reinforced polymer：FRP）やステンレススチール製のUチップが用いられる．FRPを用いたものは非常にしなやかで,NiTiロータリーファイルなどで形成された滑らかで湾曲のある根管へ容易に追随できる．先端部がテーパーロックしない限り,途中で根管壁に触れて拘束を受けても,そこから先は振幅は小さくはなるが1次振動モードで振動し続ける[11]ため,洗浄液の攪拌による機械的清掃効果が期待できる（図14）．

ステンレススチール製のチップの場合は,テーパーロックすると根管壁の削合が生じる可能性があるため,UAIと同様に注意が必要である．使用方法は,根尖付近（2mm程度アンダーな位置）まで届くチップを選択・装着し,根管内に洗浄液を貯留した状態で

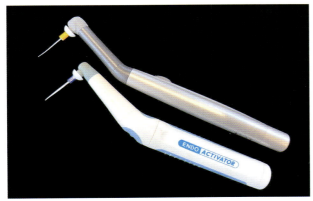

図13 SAI用のデバイスのスマートライトProエンドアクチベーター（デンツプライシロナ）先端の樹脂製のチップが毎分10,000回振動することで根管内の洗浄液を攪拌する

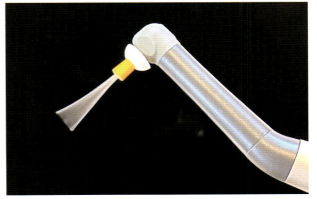

図14 エンドアクチベーター先端の振動の様子．肉眼で振動の様子が確認できる

デバイスを駆動させる．チップは2〜3mmの短いストロークで上下させる．根管洗浄液の化学的活性を維持するために30秒から1分程度の攪拌ののちに根管洗浄液を交換し，繰り返す．次亜塩素酸ナトリウムを用いている場合，根管内の汚染が強いと洗浄液が速やかに白濁する（図15）が，デブリが少なくなってくると白濁しにくくなることが効果の一つの目安になる．

### 3）Manual dynamic activation technique（MDA法）

ファイルやポイントを用いて洗浄液を攪拌させる方法である．準備が根管に適合するポイントやファイルを用意するだけなので簡便に行うことができる（図16）．ガッタパーチャポイントを用いる場合，根尖孔に適合する，いわゆるメインポイントの先端を1mm程度カットして（図17），根管内に根管洗浄液を満たし，根管に挿入したポイントを上下に1mm程度，毎分100回ほどの周期でストロークさせて根管内の洗浄液を攪拌させる（図18）．UAIやSAIと同様に，根管内に貯留した根管洗浄液の化学的活性は徐々

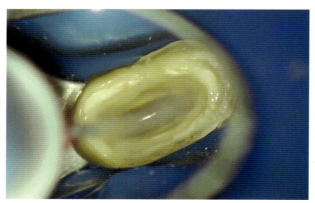

図15 SAIを行っている様子
UAIとは違い，目に見えてチップが振動する．薬液の挙動は根管内全体に及び，激しく攪拌されている様子がわかる

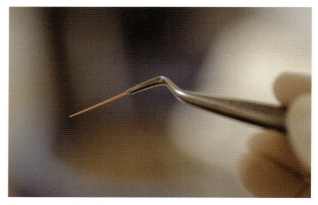

図16 MDA法で準備するのは，適合の良いポイントだけ

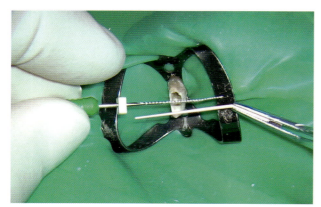

図17 根尖孔に適合するメインポイントに作業長を計りとり，先端を1mmカットして使用する

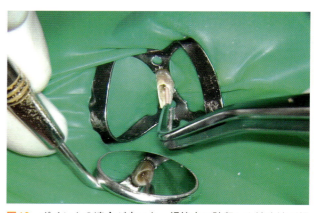

図18 ポイントの適合が良いと，根管内に貯留した洗浄液が根管口から溢れることがあるため，洗浄液の様子を確認しながら行う

# 根管洗浄各論

に失われていくため，1分程度での根管洗浄液交換が推奨される．

　この方法は単純な動きのなかで行われるが，適合の良いポイントを用いた場合は根管内での洗浄液の動きが非常に大きく，機械的清掃効果は期待できる（図19）．一方で，根管洗浄液の動きは適合に依存するため，根管が太い，断面が円形でない，テーパーが大きいなどの場合は洗浄効果は大きく下がることが考えられる．

　MDA法の欠点として，洗浄液の根尖孔外への溢出が他の方法に比べてやや起こりやすい．適合が良い場合，歯冠側のポイントと根管壁とのスペースよりも根尖孔外のほうが広い場合，根管洗浄液は容易に溢出する．MDA法はUAIやLAIなどと比較して，術後疼痛につながりやすいという報告もあり，根管洗浄液の溢出量が多いことが関連しているとも考えられている．

## 4) レーザーによる根管洗浄（Laser activated irrigation：LAI）

　まず，レーザーを用いた根管洗浄は国内では適用外使用となるため，注意が必要である．根管洗浄にレーザーを用いる試みは，近年研究が盛んな分野の一つである（図20）．

　インスツルメントが直接根管壁に触れることがないため，スメアの形成がないことや，レーザーの照射によるエネルギーでの殺菌効果が期待される．また，レーザーによって励起された根管洗浄液にキャビテーションが発生することも，特筆すべき特徴である．根管内に洗浄液を貯留し，根管内に挿入したチップからレーザー照射することで，根尖側方向に根管洗浄液の流れが生じる．根管内の洗浄液は激しく撹拌されると同時に，チップから数mm離れた位置にキャビテーションが発生し，その圧壊によって生じたマイク

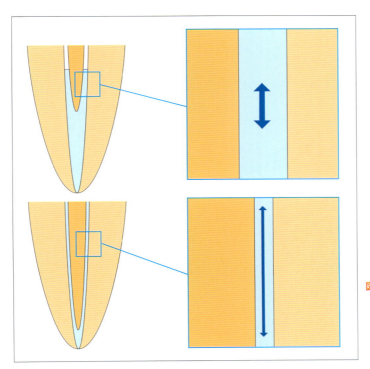

図19　MDA法のシェーマ
根管に適合するポイントを上下に動かすことで，洗浄液のスペースの厚みが変化し，それによって歯の長軸方向への洗浄液の流れが生まれる

ロジェットが根管壁面に対して強い剪断応力を加えて，デブリなどを除去することを狙っている[12]．根管壁に吸収された光エネルギーによって，根管壁表面のデブリや歯質が蒸散する．これは場合によっては歯質の損傷につながることがあるため，注意が必要である（図21）．

Photon-induced photoacoustic streaming（PIPS）法が近年では取り上げられている[13]．この方法は，根管内にチップの先端を挿入するものと異なり，根管口よりも上部，歯髄腔にチップの先端を設置してレーザーを根管洗浄液に照射することで，根管内にキャビテーションを発生させる（図22）．この方法の優れている点は，チップから離れた位置にある根管からもキャビテーションが発生するため（図23），チップを根管に挿入してレーザーによる根管壁を損傷させるというリスクをとらずに行うことができる点にあ

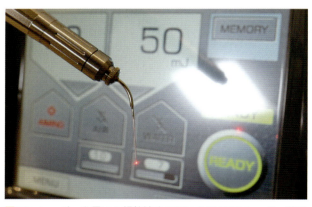

**図20** レーザーを用いた根管洗浄で用いるEr:YAGレーザー装置 アーウィンアドベールEVO（モリタ）
洗浄を行うのに適したデザインのチップを選択する（写真はR300T）

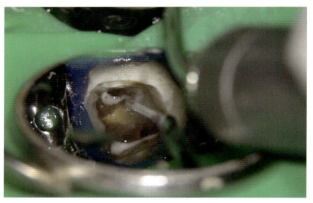

**図21** レーザーを用いた根管洗浄の様子
根管内に貯留した洗浄液に，根管内に挿入できる細いチップを挿入して，軽く上下に動かしながら照射する．熱とキャビテーションによって根管内の洗浄液はなくなってしまうので，適宜滴下して行う

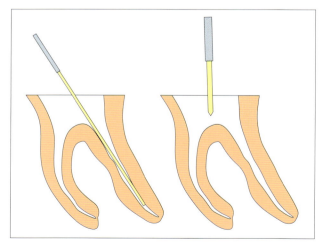

**図22** LAI（左）とPIPS（右）の挿入位置の違い
LAIでは根管内にチップを挿入する必要があるが，PIPSは髄腔に貯留した洗浄液に，特殊なチップから放射状にレーザーを出力することで，離れた根管内にもキャビテーションが発生する

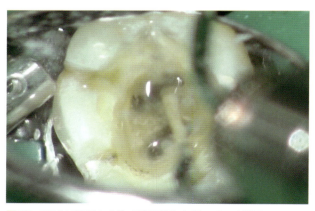

**図23** PIPSに準じた方法で根管洗浄を行っている様子
髄腔にチップ先端を設置してレーザーを照射すると，各根管からデブリとともに励起されて発生したキャビテーションの気泡が上がってくることが確認できる

# 根管洗浄各論

る．また，洗浄効果も従来のLAIと比較してスメアやバイオフィルムの除去効果が高いという報告がある．複雑な根管形態にも対応できるため，イスマスや側枝などの洗浄が難しいエリアが存在しているケースなどでは，有用性が高いように感じる（CHAPTER 5参照）．

## 陰圧での根管洗浄

### 1）根管内吸引洗浄法（iNP法）

根尖孔外への根管洗浄液の溢出を避けたいがために，シリンジ洗浄では針の挿入深度が浅くなったり，供給する洗浄液の流量を抑制したりすることは，根管洗浄液の到達性を低下させる．また，根尖付近に生じるApical vapor lock（AVL）は根管洗浄液の流れを妨げることから，シリンジ洗浄の課題の一つとなっている．

超音波や音波を用いた，根管内に貯留した洗浄液の撹拌による無圧による根管洗浄法では，AVLをある程度解消させる期待ができ，根尖孔外への洗浄液の溢出のリスクは低い．一方で，根管洗浄液を根管内に貯留して行うため，洗浄液の化学反応が進むことで化学的活性が失われやすく，定期的な洗浄液の交換が求められる．根管洗浄の効果にネガティブな要素となるAVLや洗浄液の不活性化を回避しつつ，安全に根管洗浄液を供給する方法が根管内吸引洗浄法（iNP法）である[14]．

このiNP法（図24）は，根尖付近に根管洗浄液を吸引するニードルを設置し，根管口

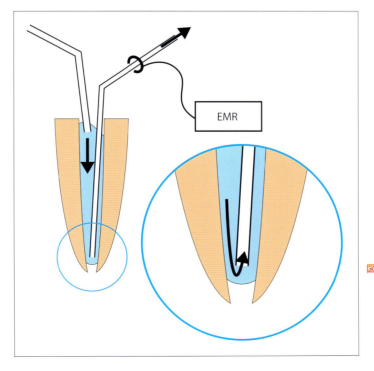

図24 iNP法のシェーマ
根尖付近に設置した吸引針から根管洗浄液を吸引し，EMRでその到達度を測定している．根尖部は原理的に陰圧になるため根尖孔から外への根管洗浄液の流れは生じない

付近から洗浄液を滴下して根管を根管洗浄液で封鎖し，吸引によって陰圧になった根管内を自動的に根管洗浄液が誘導されて，根尖付近の吸引針から吸引することで流れを作る．根尖部に到達した根管洗浄液は速やかに吸引されるため，根尖孔から外には洗浄液の流れが生じることがない．洗浄液の溢出のリスクのきわめて低い方法といえる．また，洗浄液を吸引しながら常に流すため，洗浄液の化学的活性が維持される点で無圧の洗浄と比較してメリットとなる（CHAPTER 4参照）．

## 2）iNP法の準備

iNP法では，まず吸引針として根尖付近まで到達させることができるニードルが必要になる（図25）．40号程度に形成されている根管であれば，27Gかもう少し細いニードルを用意することになる．細い根管であれば，さらに小さい外径のニードルを用意することとなり，吸引量の低下が著しく，現実的には細い根管形成ではiNP法は行いにくい．逆に根管が太い場合は外径の大きなニードルでも余裕をもって挿入できる．この方法を行うことが適している状態かどうかを判断する必要がある．

吸引針として特別にデザインされた洗浄針iNP40-S（ドクタージャパン）は，iNP法に適している（図26）．このニードルは先端部4mmほどの位置までは外径が小さく，その後外径が大きくなる．このデザインにより到達性と吸引流量の多さを両立している．

## 3）iNP法を用いた症例

「右上の前歯に穴があいた」と来院．上顎右側犬歯はすでに根管治療がされており，充填が終了している部位にカリエスが生じていた（図27a）．歯根が長いうえに歯冠部歯質が十分に残っており，超音波や音波洗浄ではチップが根尖付近まで到達しない．シリ

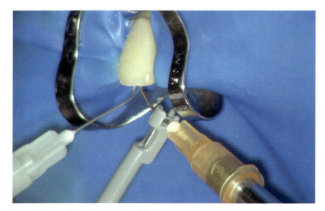

図25　iNP法を行っている様子
吸引針は根尖付近に固定，洗浄針先端は根管内に深く挿入する必要がないため，根管口付近から洗浄液が溢れない量を調整しながら連続的に供給する

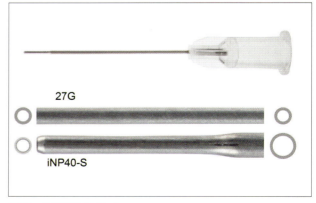

図26　洗浄針iNP40-S
基部は60号相当で先端部に40号相当のスウェージング加工がなされている．また針先端はラウンド加工がなされ，根管壁に対してニードルが削片を生じさせにくい．針自体の柔軟性も高く，湾曲根管にスムーズに挿入できる．外径に対して内径が大きいことも特筆すべきデザイン

# 根管洗浄各論

ンジ洗浄ではスペースの狭さから流れが滞りやすく，根尖からの洗浄液溢出のリスクが大きい．カリエス除去，根管充填材やデブリの除去など，根管上部2/3までシリンジ洗浄で行い，根尖付近に対してはiNP法を行うことを選択した．

iNP法を行う際には，まず作業長を測定して吸引針の挿入深度を決定し，同時に根管の太さを確認する（図27b）．この症例では手用ステンレススチールで根尖孔を35号で形成した．31mmのファイルでラバーストップを残して線材が隠れる長さであり，UAIやSAIではチップの到達性が低く不十分と考えられる．

測定した長さをニードルと合わせる（図27c）．作業長よりも0.5mmほど短い位置に挿入できる必要がある．楕円形根管などでは問題ないが，円形の根管ではテーパーロックすると洗浄液が流れないため注意が必要．本症例では吸引針を基部まで挿入すれば根尖まで届く．

設定した長さまで吸引針を挿入し，EMRで測定をしながら根管洗浄液を根管口に滴

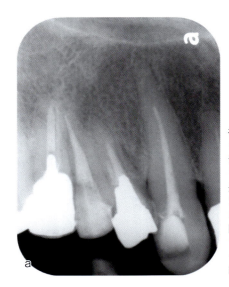

術前のデンタルエックス線写真．歯冠部歯質が残っていることからかなり長い根管長をクリアしなければならない．洗浄液を意図した位置まで流すことが難しいこういったケースで，iNP法は有用になる

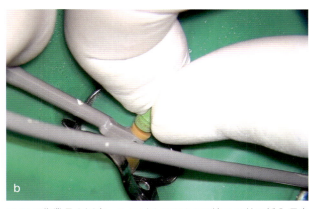

EMRで作業長を測定．これがそのままiNP法での針の挿入深度になる

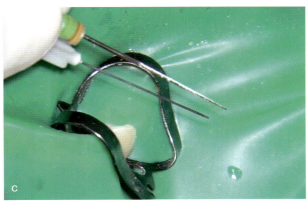

ニードルを根元まで挿入するとちょうど根尖付近に到達する．この深さでシリンジ洗浄を行うのは，洗浄液溢出のリスクが大きい

**図27** iNP法を用いた症例

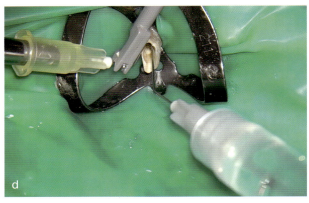
27Gの吸引針で洗浄を行うと，筆者の環境では1mlの吸引におよそ45秒かかった．その間は常に新鮮な根管洗浄液が根尖部まで満たされていることになる

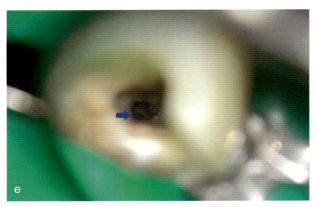
長い根管だが根尖（青矢印）まで乾燥した状態で観察できた

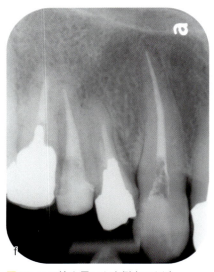
術後のデンタルエックス線写真．根尖部まで想定通りに根管充填が行えている

**図27** iNP法を用いた症例（つづき）

下する．陰圧になった根管内にゆっくり洗浄液が吸引されていくことを確認しながら行う．吸引針が詰まったりテーパーロックすると，洗浄液の流れが滞り根管口から溢れるため，常に洗浄液の様子を確認する（図27d）．洗浄液を流し終わった後は，そのまま根管口に弱く3wayシリンジでエアを当てると，根管内を根尖まで乾燥させることができる（図27e）．乾燥した根管内に問題ないことを確認して根管充填を行った（図27f）．

# Apical vapor lock (AVL) の解消

## 1) AVL が生じやすい条件

　AVL は根管内に洗浄液を流し込んだ時点で，否応なく生じてしまう．次亜塩素酸ナトリウムを用いた場合は根管内のデブリとの化学反応の結果で発生した気体によっても生じるとされる．そのため，除去することは根管洗浄を行ううえで重要な課題の一つである．

　AVL は開放系の根管よりも閉鎖系の根管で生じやすい．これは一度根尖付近でできてしまった気泡と洗浄液の界面は，洗浄液の表面張力で容易にはつぶれない．洗浄液自体は薄膜として根管壁には触れているが，流れが生じないため洗浄液の灌流という点で問題が生じる．ここに気泡の移動や分裂を伴う変化を起こすように働きかける必要がある．

　図28 は閉鎖系と開放系での洗浄液の流れを比較した研究[15]であるが，開放系のほうが洗浄液の到達性がよく，閉鎖系では AVL の発生が洗浄液の流れを妨げていることがわかる．歯冠側から圧力がかかるが，根尖部に洗浄液の移動を促すような圧力勾配が生じにくい．開放系では根尖孔外に向かって圧力勾配が生じるため洗浄液の流れは生じやすいが，根尖孔外へも流れ出る可能性がある．閉鎖系では AVL の，開放系では根管洗浄液溢出のジレンマがシリンジ洗浄では常に生じている．

## 2) AVL の解消方法

　シリンジで洗浄液を根管内に供給する際，AVL の解消にはいくつかのアプローチがある．そのうち 4 つの対応を紹介する．

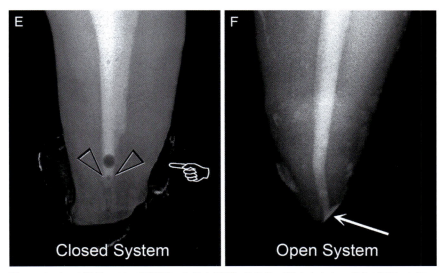

図28　シリンジ洗浄では，閉鎖系には根尖付近に洗浄液で満たされない部位が現れる（Tay ほか，2010[15]）

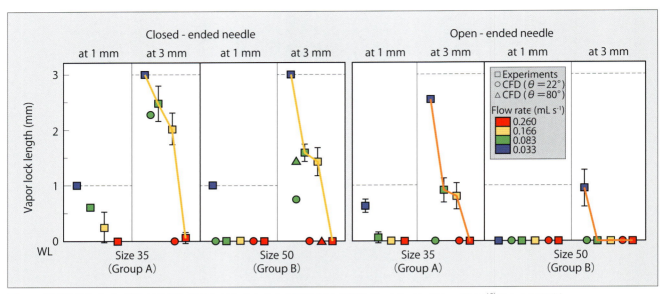

図29 根管形成サイズ・洗浄針の挿入深度とAVLの大きさの関連を示す研究（Boutsioukisほか，2014[16]）をもとに作成）

　1つ目は根管形成のサイズを大きくすること．たとえば根尖孔のサイズが35号から50号になるだけで，AVLの量は大きく減少する（図29）．ただし，いたずらに根管形成を行うわけにはいかないため行える範囲には制約があるが，NiTiロータリーファイルの使用などで形成が，洗浄が困難なほどに細い場合などでは検討したい．

　2つ目は洗浄針の到達位置をより根尖に近づけること．気液二相流で根管洗浄液の流れをシミュレーションした研究では，根尖から1mmの位置まで挿入した場合と3mmの位置まで挿入した場合で，AVLの量に差が大きいことが示されている．

　3つ目は流量を増やすこと．毎秒流れる洗浄液の量は多いほうが，AVLのリスクは小さい[16]．

　4つ目は洗浄法を変える，ということ．いくつかの研究から，iNP法やLAIはAVLの除去効果は高く，SAIやUAIがそれに続き，MDA法やシリンジ洗浄はそれらにはやや劣る可能性がある．iNP法は原理的にAVLが発生しない．LAIやUAIなどは洗浄液を局所的に攪拌させることでAVLと洗浄液の交換を促していると考えられる．このことが，iNP法やUAIなどを積極的に取り入れて根管洗浄を行うことが勧められる理由の一つになっている．

# 各根管洗浄法の使い分け

　現在，根管洗浄法には残念ながら機械的清掃効果・化学的清掃効果を兼ね備えておきながら，新鮮な洗浄液の流れの持続的なコントロールが可能，というものはほとんど存在しない．それぞれにメリットとデメリットが存在するため，シーンによって使い分ける，あるいは組み合わせることが必要となる．

## 1) 機械的清掃効果

　壁面に付着したデブリやバイオフィルムを剥がし取る機械的清掃効果は，根管洗浄液の流れによって生じる壁面剪断応力が一つの指標となる．洗浄液の粘性と根管洗浄液の流れる速さでその効果が変化し，流れが速いほうが高い清掃効果が期待できる．流れの速さは，差圧によって洗浄を行う方法（陽圧による洗浄，陰圧による洗浄）では単位時間あたりに流すことができる根管洗浄液量が流速に置き換えられるため，大きな流量を確保することが望ましい．無圧での洗浄では，攪拌によって洗浄液を流動させて機械的清掃効果を増強させることを意図したものであるため，チップの選択やキャビテーションの発生部位などに留意する．

## 2) 化学的清掃効果

　根管洗浄液と取り除きたい対象物の間の化学反応や化学的特性から得られる洗浄効果が化学的清掃効果である．化学的清掃効果には有機質溶解能やキレート作用，殺菌作用や根管壁からのデブリの剥離作用などがあげられる．次亜塩素酸ナトリウムを用いる場合に有機質溶解能が，EDTAを用いた場合にはキレート作用によるスメア層の除去などが期待できる効果である．化学反応が伴えば当然，時間に依存してその効果が薄れていくため洗浄液の灌流が重要なポイントになる．

## 3)「使い分け」と「組み合わせ」

　根管洗浄法には「これがベスト」というものが今のところ存在していない．そのため，どの方法にもメリットとデメリットが存在し，対処したい症例に対して結果として収支がプラスに働くような根管洗浄法を選択することで補うことを考える．一つの根管洗浄法では十分にフォローしきれないと考えられれば，それをフォローすることが期待できる他の根管洗浄法を組み合わせて，ネガティブな特徴を打ち消しながら行う．根管洗浄法は複数組み合わせてこそ，そのメリットを活かすことができると考えている．

## おわりに

　根管洗浄の各方法について簡単に解説を行ったが，実は根管洗浄が根管治療の長期的な予後に明確にプラスの効果があることを証明した質の高い研究は，今のところ存在していない[17]．一方で，治療結果に影響を及ぼす要素があまりにも多いことから，最適化されたプロトコールが存在しないため，その効果を適切に評価できていないことにその理由を置くこともできる．そのため，最善手の探求はこれからも続くだろう．

　根管洗浄が根管治療を成功に導くための重要なピースであることはおよそ間違いない．臨床と物理と化学が交差する根管洗浄は学ぶほどに面白い．いずれの方法を選ぶとしても，その効果を最大限上げることができる手技を検討し，かつ安全に運用できる理論を学ぶことで，日々の診療のステージをきっと一つ押し上げられるだろう．

### 文 献

1) Kakehashi S, et al. The effects of surgical exposures of dental pulps in germ-free and conventional laboratory rats. Oral Surg Oral Med Oral Pathol. 1965；20：340-349.
2) Peters OA, et al. ProTaper rotary root canal preparation：assessment of torque and force in relation to canal anatomy. Int Endod J. 2003；36(2)：93-99.
3) Dutner J, et al. Irrigation trends among American Association of Endodontists members：a web-based survey. J Endod. 2012；38(1)：37-40.
4) Boutsioukis C, et al. The effect of needle-insertion depth on the irrigant flow in the root canal：evaluation using an unsteady computational fluid dynamics model. J Endod. 2010；36(10)：1664-1668.
5) Hu S, et al. Evaluation of needle movement effect on root canal irrigation using a computational fluid dynamics model. Biomed Eng Online. 2019；18(1)：52.
6) Boutsioukis C, et al. The effect of flow rate and agitation technique on irrigant extrusion ex vivo. Int Endod J. 2014；47(5)：487-496.
7) Vyas N, et al. How does ultrasonic cavitation remove dental bacterial biofilm? Ultrason Sonochem. 2020；67：105112.
8) Gutarts R, et al. In vivo debridement efficacy of ultrasonic irrigation following hand-rotary instrumentation in human mandibular molars. J Endod. 2005；31(3)：166-170.
9) Ahmad M, et al. Observations of acoustic streaming fields around an oscillating ultrasonic file. Endod Dent Traumatol. 1992；8(5)：189-194.
10) Lumley PJ, Walmsley AD. Effect of precurving on the performance of endosonic K files. J Endod. 1992；18(5)：232-236.
11) Lumley PJ, et al. Streaming patterns produced around endosonic files. Int Endod J. 1991；24(6)：290-297.
12) 吉嶺嘉人ほか．Er:YAGレーザーを用いた根管内洗浄効果に関する研究　第1報　高速度カメラによるレーザー誘発気泡の観察．日レ歯誌．2010；21(2)：78-82.
13) Do QL, Gaudin A. The Efficiency of the Er：YAG Laser and PhotonInduced Photoacoustic Streaming (PIPS) as an Activation Method in Endodontic Irrigation：A Literature Review. J Lasers Med Sci. 2020；11 (3)：316-334.
14) 福元康恵ほか．根管内吸引を用いた根管洗浄法-2．新しい吸引針の開発-．日歯保存誌．2007；50 (4)：479-485.
15) Tay FR, et al. Effect of vapor lock on root canal debridement by using a side-vented needle for positive-pressure irrigant delivery. J Endod. 2010；36(4)：745-750.
16) Boutsioukis C, et al. Formation and removal of apical vapor lock during syringe irrigation：a combined experimental and Computational Fluid Dynamics approach. Int Endod J. 2014；47(2)：191-201.
17) Fedorowicz Z, et al. Irrigants for non-surgical root canal treatment in mature permanent teeth. Cochrane Database Syst Rev. 2012；(9)：CD008948.

CHAPTER 3

# 根管洗浄に関わる解剖学的形態

吉岡隆知　Takatomo Yoshioka

## はじめに

根管洗浄は，根管内に洗浄液を流すだけなのでどの根管も同じ，だろうか．根管系と言われるような複雑な根管形態を機械的に清掃することは無理だから根管洗浄で対応することになっている．複雑な根管系はどのような形態で，どう洗浄すれば良いのだろうか．根管口から器具薬剤を入れて洗うだけで良いのか，留意すべきことにはどういうことがあるのか．また，根管洗浄は洗浄液の溢出による事故が起きる処置でもある．以前は歯冠側から溢れた次亜塩素酸ナトリウムがラバーダムの隙間から染み出て，皮膚に化学熱傷を起こすことへの注意が喚起されていた．最近では根尖孔からの溢出による気腫などが指摘されている（図1）．

根管形態や根尖の位置，といった解剖学的形態が根管洗浄では大きな問題である．CBCTの使用が一般的になり，このような形態を臨床的に把握できるようになっている．事故を防ぎ，治療効果を上げるための根管洗浄における解剖学をまとめてみたい．

## 根管形態について

根管形態は複雑だと言われる．複雑な形態を理解し，対処法を考えようというのが科学的な態度であろう．よく引用されるものにVertucciの分類がある．根管口部，根管内部，および根尖部での分岐癒合による，根管口から根尖孔に至るまでの根管数の変移を分類したものである（表1）．根管洗浄で問題になるのは歯根下部，つまり歯根中央部から根尖側の根管の分岐癒合である．Type Ⅰ，Ⅳ，Ⅴは単純な形態の根管の集まりと言って

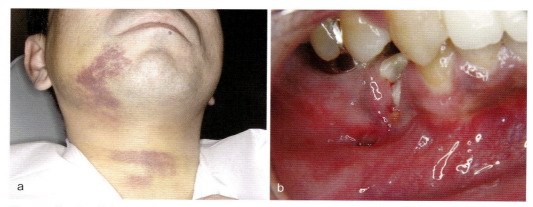

図1　a：数日前に他院で下顎小臼歯の根管治療中に過酸化水素を根尖孔外に押し出したらしい．頰部腫脹と広範な内出血が見られる
　　　b：aの症例の口腔内の状態．歯肉腫脹と潰瘍ができている

# 根管洗浄に関わる解剖学的形態

表1　Vertucciによる根管形態の分類[1]

| Type | Ⅰ | Ⅱ | Ⅲ | Ⅳ | Ⅴ | Ⅵ | Ⅶ | Ⅷ |
|------|---|----|-----|---|-----|-----|-------|---|
|      | 1 | 2-1 | 1-2-1 | 2 | 1-2 | 2-1-2 | 1-2-1-2 | 3 |

良く，それほど問題にはならない．Type Ⅱ，Ⅲは根管形成後に2根管1根尖孔になる．根管が癒合した部分の削片の除去が難しい．Type Ⅵ，Ⅶは2根管が根尖近くで管間側枝やイスマスでつながった形態で，その部分の洗浄が難しい．本稿では2根管1根尖孔の洗浄法について解説するが，2根管2根尖孔も同様の処置で対応できると思われる．

## 2根管1根尖孔の洗浄法

　2根管1根尖孔の治療は難しい．根尖近くで合流するのだが，根管形成のときは片方ずつ行うのでこの形態をそれほど意識しなくても問題ない．2根管2根尖孔でも1根尖孔でもやることは同じである．根管充填のときは片方から挿入したガッタパーチャポイントのためにもう片一方から入れたガッタパーチャポイントは設定した長さまで入らない．1根尖孔であることがわかっていれば問題ないが，気がついていなければ，決めた長さまで入らないので焦るだろう．

　このような形態は上顎小臼歯，上顎大臼歯近心頬側根，下顎大臼歯近心根，下顎第二大臼歯樋状根などで出現することがある．2根管1根尖孔という言葉以上にその形態に留意してほしい．2つの根管が細く，合流した根尖部の1根管の部分は2根管を合わせたよりも太いことが多い（図2）．高精細のCBCTでも確認することができるので注意深く読影してほしい．

　根管形成・洗浄ができたと思っても根管合流部に削片などの汚染物質が溜まっている可能性がある（図3）．ともすると再根管治療では，除去しきれなかった根管充填材が残る．削片は根尖孔の近くに位置しているので，緊密に根管充填していても根尖孔外に漏洩して再発の原因となり得る．根管形成ではそれぞれの根管にファイルを入れて穿通していたとしても削片が除去されたことにはならない．ファイルは軟らかい削片を押しのけて根尖孔に到達するからである（図4）．

　削片が残っていることは根管洗浄で確認できる．一方から洗浄液を入れて，合流部を通じて他方から液が上がってくるのを見れば良い．ただし，一方から入れた液が根管口から溢れて他方の根管口に流入した洗浄液が，あたかも根尖孔から上がってきたように

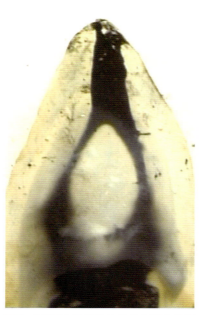

図2 2根管1根尖孔を示す上顎小臼歯の透明標本
合流した根管は2根管の太さを合わせたよりも太い

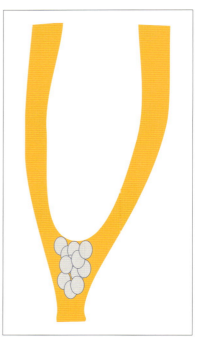

図3 2根管1根尖孔の根管合流部には削片が溜まりやすい

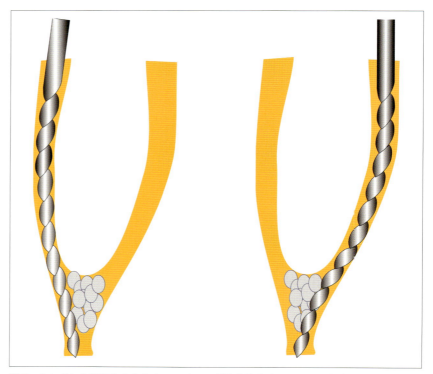

図4 それぞれの根管から入れたファイルは削片を除去することなく根尖孔に到達する

# 根管洗浄に関わる解剖学的形態 3

見えることがある．両方の根管に洗浄液を満たし，根管内吸引洗浄法（iNP法）のニードルを一方の根管に挿入して両方の液が減ってくることを視認できれば確実である．

　合流部の削片を除去することは簡単ではない．単にシリンジ洗浄するだけではなかなか除去できない．iNP法で他方の洗浄液が減らないとき，そちらの根管にUAI（Ultrasonically activated irrigation）のチップを挿入して振動させる（図5）．しばらくするとiNPのニードルに吸引されて液が急激に減る．削片が除去されたためである．UAIのチップをシリンジに換えて洗浄液を流して2根管1根尖孔に洗浄液を灌流させていくが，こうなると根管系を洗浄していると実感できる．

　あるいはプレカーブをつけた#15か#20Kファイルを合流部めがけて挿入し（図6），軽くファイルを動かす．そして洗浄液が灌流するかを確認する．灌流できていれば削片が除去できているはず（図7）であるが，まだ少し残っているかもしれない．洗浄液の灌流時間を長めに，明確な基準はないので，術者が納得するまで洗浄すれば良い．

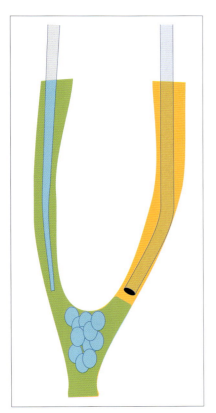

図5　根管下部の削片を除去するためにiNPニードルで吸引しつつ，他方の根管に超音波チップを挿入してUAI法を実施する

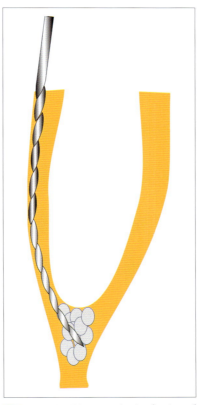

図6　#15か#20Kファイルにプレカーブをつけて，削片を除去しようとする

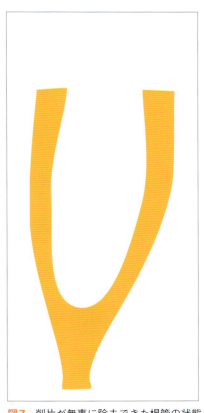

図7　削片が無事に除去できた根管の状態

## 2根管1根尖孔の臨床例

図8aは41歳女性，下顎右側第一大臼歯のデンタルエックス線写真である．カリエス治療で歯髄保存処置をしたが経過が悪く，歯肉が腫れ（図8b），急性歯槽膿瘍となった．CBCTでは近心根は2根管1根尖孔であった（図8c）．

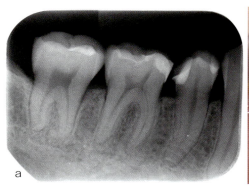
41歳女性，下顎右側第一大臼歯のデンタルエックス線写真

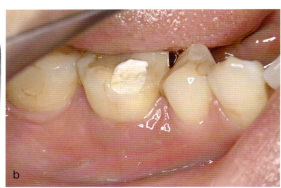
下顎右側第一大臼歯の歯肉腫脹の様子

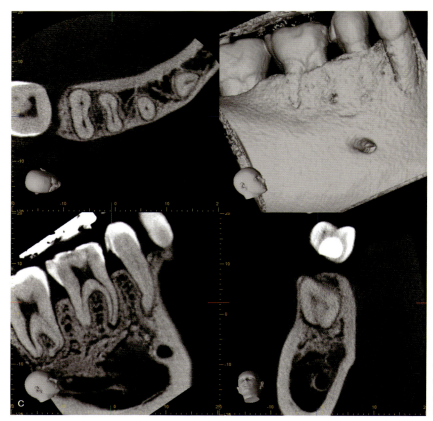
下顎右側第一大臼歯のCBCT像．近心根は2根管1根尖孔であった

図8　2根管1根尖孔の臨床例

# 根管洗浄に関わる解剖学的形態

　根管治療は通法に従い，髄腔開拡（図8d），根管形成を行った（図8e）．iNP法で根尖まで洗浄ができていることを確認した（図8f，8g）．一度フレアアップした．症状が消えたために根管充填のために最終洗浄を行った．しかし根管貼薬材が根尖部に残ったためか洗浄液が吸引されず，根管系の灌流が達成されなかった（図8h）．そこで洗浄液が残っている根管に超音波チップ（ソルフィーFにエンドファイルダブルを装着，モリタ）を挿入してパワー5（最大値25）の設定でUAIを行った．しばらくすると洗浄液は吸引されて根管内は空になった（図8i）．しばらくiNP法で洗浄してから根管充填を行った．

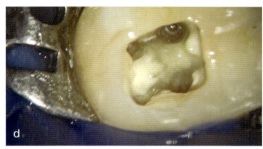

髄腔開拡（直視，左が頬側，下が近心）

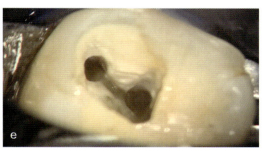

近心根の根管形成（ミラー像）

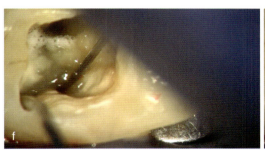

根管内吸引洗浄中に洗浄液が根管内に満たされているところ．左が洗浄液を吸引しているiNP-40S（ドクタージャパン），右が洗浄液を供給しているニードル（ブラント針，ニプロ）

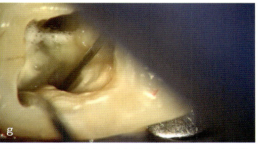

洗浄液の供給を停止するとどちらの根管からも洗浄液は吸引されてしまう

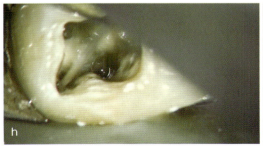

水酸化カルシウムを貼薬後，iNP-40Sを挿入しても（左側），もう一方の根管から洗浄液が吸引されずに残っている（右側）

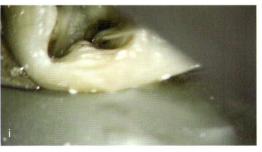

右側の根管に超音波チップ（ソルフィーFにエンドファイルダブルを装着，モリタ）を挿入してパワー5（最大値25）の設定でUAIを行うと，根管内の洗浄液は根尖近くの合流部を経由して吸引された

図8　2根管1根尖孔の臨床例（つづき）

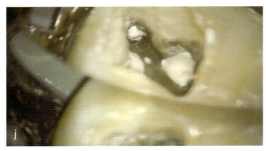

右側の根管(近心舌側根管,ミラー像)から挿入したBio-Cシーラー(ヨシダ)がもう一方から出てくるのを,ガッタパーチャを挿入する前に確認する

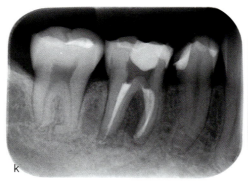

根管充填後の正放線撮影.根管充填材は根管内に過不足なく充填されているようである

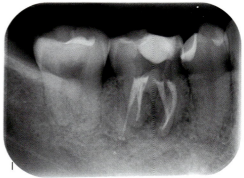

偏遠心撮影.それぞれの根管への到達度,緊密度に問題はない.近心根では根管の湾曲が維持され,イスマスへのシーラーも十分入っている

図8 2根管1根尖孔の臨床例(つづき)

シーラーにはBio-Cシーラー(ヨシダ)を用い,Matched cone techniqueで充填した.このときも,一方から入れたシーラーが他方から上がってくるのを観察できた(図8j).根管充填後の正放線(図8k)と偏遠心撮影(図8l)のデンタルエックス線写真で主根管だけではなく,イスマスにも根管充填材が入っていることを確認した.近心根の2根管1根尖孔の処置は当初のもくろみが成功したと考えられる.

## 根尖孔外の形態

根管治療は治療中のさまざまな事故が隣り合わせの処置である.フィンランドでの調査では,次亜塩素酸ナトリウムおよび水酸化カルシウムによる事故発生率は,年間10万人の歯内療法患者あたり4.3件で,いずれも避けることができる事故だった[2].発生率そのものは低いが,起きてしまった場合は重篤なこともあるし,そうでなくとも患者との信頼関係の構築が困難になることもある.根管洗浄では洗浄液が根管口から溢れて歯肉や口唇・顔面頰部に化学熱傷となったり,根尖孔外への溢出による事故が起きたりする.次亜塩素酸ナトリウムが根尖孔外の組織と反応することによる気腫発生が報告されている[3,4].これは根尖部の皮質骨が開窓し,根尖が突出していることが原因である[5].

根尖と根尖病変の位置関係,根尖孔がどこにあるのか,ということについてはこれま

# 根管洗浄に関わる解剖学的形態

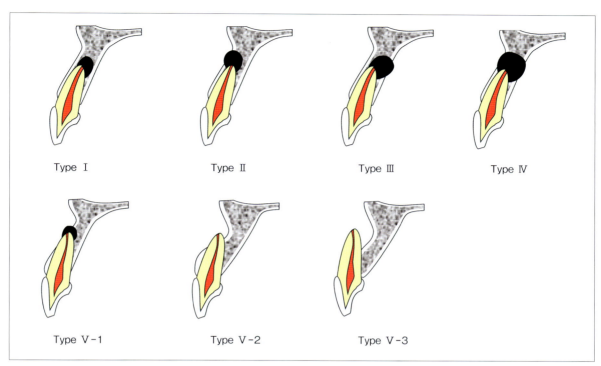

図9 根尖孔と根尖病変や歯槽骨の位置関係

であまり注意が払われてこなかった．根管洗浄は根尖孔の位置と根尖病変と関係がある．その関係を図示したのが図9である[6]．それぞれの状態は以下のようである．

- Type Ⅰ-Ⅳ 根尖孔は歯槽骨内に位置している．唇／頬側皮質骨に穿孔がある場合は根尖部圧痛を感じることが多い．皮質骨に穿孔がなければ根尖部圧痛を感じないことが多い．非外科的根管治療が第一選択となることが多いが，逆根管治療が適応になることもある．
- Type Ⅰ 根尖病変は海綿骨に限局し，皮質骨は穿孔していない．
- Type Ⅱ 根尖病変は唇／頬側皮質骨を穿孔している．
- Type Ⅲ 根尖病変は舌／口蓋側皮質骨を穿孔している．
- Type Ⅳ 根尖病変は唇／頬側皮質骨と口蓋／舌側皮質骨の両者を穿孔している．Through & throughと言われる骨欠損である．
- Type Ⅴ 根尖孔が唇／頬側骨と同レベルあるいは外側に突出している．根尖部圧痛を感じることが多く，指先を根尖部において垂直打診をとると震盪を感じる．根尖部透過像は見られるが，根尖が突出した皮質骨表面に広がる場合には根尖病変の存在は明瞭ではない．
  - -1 根尖孔が歯槽骨表面と同じ位置にある．逆根管治療が適応になるが，非外科的根管治療で治癒することもある．
  - -2 根尖孔が歯槽骨表面の外に突出している．逆根管治療が適応となる．
  - -3 歯根の大部分が歯槽骨の外に出ている．抜歯が適応となる．

表2 歯種ごとの根尖突出出現率（％）[6, 7]

| | | 1 | 2 | 3 | 4 | 5 | 6 | 7 | Total |
|---|---|---|---|---|---|---|---|---|---|
| Pan, et al. | 上顎 | 1.57 | 7.80 | 7.58 | 10.46 | 1.35 | 6.13 | 0.37 | 5.37 |
| Yoshioka, et al. | | 13.9 | 2.0 | 38.8 | 11.3 | 2.5 | 9.6 | 0 | 11.7 |
| 歯種 | | 1 | 2 | 3 | 4 | 5 | 6 | 7 | Total |
| Yoshioka, et al. | 下顎 | 0 | 6.3 | 0 | 10.0 | 0 | 0 | 0 | 2.5 |
| Pan, et al. | | 0.35 | 1.37 | 2.35 | 0.65 | 0.68 | 1.59 | 0 | 1.00 |

## 根尖突出について

Type Vを歯尖突出と定義すると，歯種ごとの出現率は表2[6, 7]のようになる．下顎は唇/頬側皮質骨が厚いのでなかなか根尖突出は出現しない．上顎は歯槽骨基底部が小さく，歯根を覆う皮質骨が薄いために唇/頬側から突出しやすい．特に上顎中切歯・犬歯・第一小臼歯・第一大臼歯に好発する．これらの歯種では根管治療前のCBCT検査で，根管形態の他に根尖突出の有無を確認しておくと良い．

図10aは64歳女性の上顎第二大臼歯デンタルエックス線写真である．歯根膜腔の拡大があるくらいしかわからない．CBCTでは様相が大いに異なる．遠心頬側根（図10b）ではType V-2の，近心頬側根（図10c）ではType V-1の根尖突出が見られた．上顎第二大臼歯は頬側根であっても逆根管治療の適応にはならないため，難治化した場合にどうするか悩ましい．根管洗浄で次亜塩素酸ナトリウムが溢出して気腫や痛みが生じるのは避けたい．口蓋根（図10d）はType Iの骨欠損である．気腫の恐れはほとんどないが，病変周囲が硬い骨に囲まれているため，次亜塩素酸ナトリウムが溢出すると激痛になることがある．肉芽組織，囊胞壁，浸出液と反応して気体が発生して内圧が急上昇するためである．根管洗浄中に急に患者が痛みを訴えるのはこういうときである．根尖孔が上顎洞に出ている場合に洗浄液が溢出するとやはり痛みが出たり，数日後に内出血が起こったりする．

## まとめ

言われてみると当たり前のことばかりだと思うが，これまであまり注意を払われなかった根管洗浄でも，解剖学的要件が重要であることを理解していただければ幸いである．これらの解剖学的要件に対応するためにはiNP法は良い方法である．さまざまな形態に安全に，ワンランク上の治療を実現するために活用してほしい．

# 根管洗浄に関わる解剖学的形態

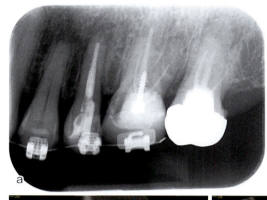

デンタルエックス線写真

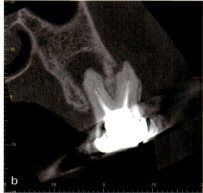

遠心頬側根のCBCT歯列直交断像

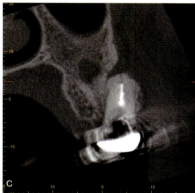

近心頬側根のCBCT歯列直交断像

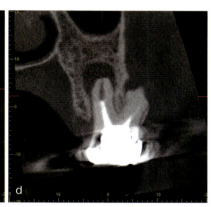

口蓋根のCBCT歯列直交断像

**図10** 64歳女性の上顎第二大臼歯

## 文 献

1) Vertucci FJ. Root canal anatomy of the human permanent teeth. Oral Surg Oral Med Oral Pathol. 1984；58(5)：589-599.
2) Swanljung O, Vehkalahti MM. Root Canal Irrigants and Medicaments in Endodontic Malpractice Cases：A Nationwide Longitudinal Observation. J Endod. 2018；44(4)：559-564.
3) Coaguila-Llerena H, et al. Accidental Extrusion of Sodium Hypochlorite in a Patient Taking Alendronate：A Case Report With an 8-Year Follow-up. J Endod. 2021；47(12)：1947-1952.
4) Behrents KT, et al. Sodium hypochlorite accident with evaluation by cone beam computed tomography. Int Endod J. 2012；45(5)：492-498.
5) Souza EM, et al. Mapping the periapex anatomical pattern of teeth involved in sodium hypochlorite accidents：a cross-sectional quasi-experimental study. Int Endod J. 2021；54(8)：1212-1220.
6) Yoshioka T, et al. Periapical bone defects of root filled teeth with persistent lesions evaluated by cone-beam computed tomography. Int Endod J. 2011；44(3)：245-252.
7) Pan HY, et al. Use of cone-beam computed tomography to evaluate the prevalence of root fenestration in a Chinese subpopulation. Int Endod J. 2014；47(1)：10-19.

CHAPTER 4

# UAIとiNP法による根管洗浄法について

吉岡隆知　Takatomo Yoshioka

## はじめに

　根管洗浄の目的はさまざまである．有機質の溶解，無菌化，スメアの除去などが考えられるが，いずれも臨床的にはなかなか実感できるものではない．根管洗浄で使用する材料や方法も，一致したものはない．

　まだあまり一般的でない根管洗浄法に，陰圧による根管洗浄という方法がある．この方法は2004年に福元らによりはじめて報告され[1]，根尖孔から洗浄液を溢出させることなく，効果的に根管洗浄できる．

## 根管内吸引洗浄法（iNP法）とは

### 1）シリンジ洗浄

　根管洗浄で洗浄液を根管内に注入する器材として，ニードルとシリンジが必要である．ニードルにはブラント針27G（ニプロ：図1a）を使用する．27GはISO規格で，外径0.4mm，

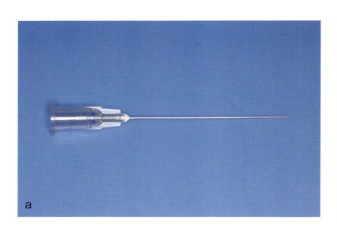
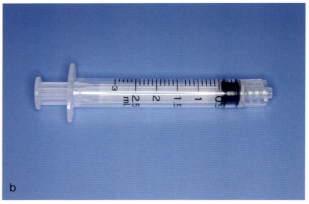
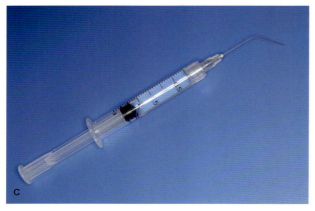

図1　a：ブラント針27G（ニプロ）
b：トップシリンジ2.5ml（トップ）
c：ニードルを装着したシリンジ

# UAIとiNP法による根管洗浄法について

内径0.22mmである．シリンジは，先端部にニードルをねじ込むロック式（ルアーロック式）のもの（トップシリンジ2.5ml，トップ；図1b）を用いる．万が一，次亜塩素酸ナトリウム使用時にニードルが外れて溶液が飛び散らないようにするためである．ニードルとシリンジを図1cのように組み合わせて使用する．

　ニードルを根管内に挿入して洗浄液を出し，根管口から溢れてきた溶液をバキュームで吸引する方法をシリンジ洗浄という．これは昔から行われてきた方法なので，従来法と呼ばれることもある．バキュームに通常の形態（図2a）のものを使うと，開口部が大きいために洗浄液を吸い漏らす恐れがある（図2b）．そこで洗浄液が歯冠部から周囲に溢れ出ないように，根管バキューム（図3a）を用いると良い（図3b）．バキュームに装着する部分の径が異なると使用できないので，自分が使用するユニットに合う根管バキュームを探してほしい．吸痰用のノズル（図4a）というものがあり，基部が膨らんでいて，一般的な歯科用バキュームには大体装着できるようである（図4b）．

　洗浄液を根管内に注入するニードルを陽圧針，吸引するニードルを陰圧針と呼ぶことにする．シリンジ洗浄の根管内での洗浄液の流れは，図5aのようになる．根管内に挿

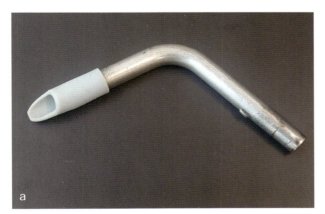
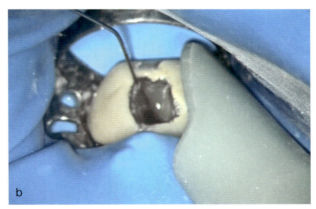

図2　a：バキュームチップ（モリタ），b：バキュームでの根管洗浄液の吸引

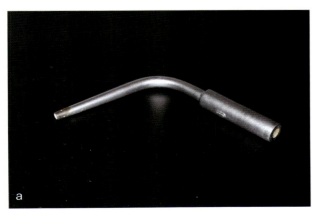
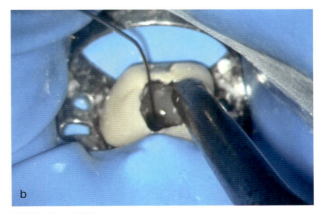

図3　a：バキュームチップB新型（モリタ），b：根管バキュームでの根管洗浄液の吸引

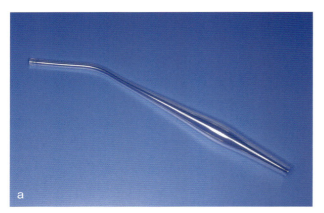
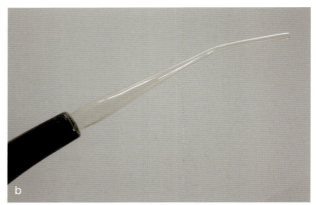

図4 a：吸痰用のノズル（ヤンカーサクションチューブ，カーディナルヘルス），b：多くの歯科用ユニットのバキュームに装着できる

入した陽圧針から出た洗浄液は歯冠側に灌流してくる．根管全域，特に根尖部を良く洗浄しようとすると，陽圧針を根尖近くまで挿入したくなるが，洗浄液が根尖孔から溢出しやすくなる．作業長を勘違いすると，陽圧針先端を根尖孔外に出してしまうこともあり得る．洗浄液には象牙質表面の清掃と根管内有機質の溶解処理を目的として，次亜塩素酸ナトリウムを使用することが多い．根尖孔外には骨，肉芽組織，嚢胞壁などが存在し，次亜塩素酸ナトリウムはそれらに対して為害作用を及ぼすことになる．激痛，腫脹，気腫などの症状が出てしまう．さらに根尖孔から洗浄液が溢出したとしても，根尖部の洗浄効果は不十分と言われている．

### 2）根管内吸引洗浄

シリンジ洗浄とは異なり，バキュームにつないだニードル（陰圧針）を根管内に挿入して根尖近くに設置し，洗浄液を根管口から供給する方法がある（図5b）．陰圧針により根尖部は陰圧になる．洗浄液が根管内に入っていき，根尖部で吸引される．この方法が，根管内吸引洗浄法（irrigation with negative pressure：iNP法）である．

iNP法を実施するために便利なのは，専用の洗浄針（iNP40-S，ドクタージャパン，図6a〜e）である．通常のニードルでもiNP法を実施でき，ブラント針（ニプロ，図1a）を根尖近くまで陰圧針として挿入することはできる．洗浄液を吸引するためには，吸引圧がある程度必要である．吸引圧には陰圧針の内径と長さが関与する．ブラント針は細いために吸引圧が維持できず，また内径が細いために削片が詰まりやすい．また，ニードルが長くなると吸引圧は小さくなってしまう．外径が太いニードルを使うと，根尖近くまでの挿入が困難になる．適切な陰圧を得るためには内径は大きく，内径の細い部分の長さは短いほうが良い．根管が太ければ陰圧針の設計にそれほど問題はないが，少なくない頻度で出現する細い根管に対しては陰圧針の設計は重要となる．陰圧針には，それほど長くなく，外径は細く内径が太いという形態が要求される．さらに言うと，ニー

# UAIとiNP法による根管洗浄法について

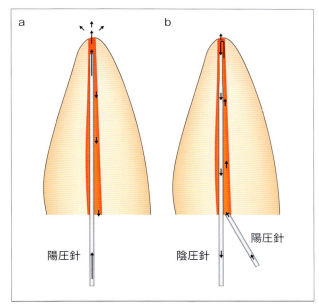

図5 根管洗浄での洗浄液の模式図
a：従来から行われているシリンジ洗浄．洗浄液は根管内に深く挿入された陽圧針の先端より供給される．根尖方向へ押し出されるため，洗浄液は根尖孔から溢出しやすい
b：根管内吸引洗浄．根管の奥深くにはバキュームにつないだ陰圧針を挿入しておく．これで根管内は陰圧になる．根管洗浄液は根管口付近から陽圧針により供給される．根管内が陰圧になっているために洗浄液は根管内に入っていき，根尖部で吸引される．根尖部が最も陰圧が高く，根尖孔からは洗浄液は溢出しにくい

ドル先端3 mmくらいだけが細い．先端がテーパー状に細くなっているか，2段階に細くなっていると良い．先端が細くてもその近くが太ければ，吸引圧の低下が防げるからである．

　iNP40-Sはこの目的にかなった形態をしている（**図6e**）．先端4mmは内径が0.30mm，外径は0.46mmだが，最先端はテーパー状に0.30mm近くまで細くなっている．iNP法ではニードル先端より1mmくらいまで洗浄液が回り込む．根管径は大体0.25〜0.30mmくらいで，根管形成をした根管はテーパーが付与された形態になっているはずである．このニードルの形態はほとんどの根管でiNP法を実施するのに十分である．実際に使用するときは**図6f**のように根管バキュームに装着する．先端を根管に挿入しやすいように適宜曲げる（**図6g**）．iNP40-Sはソフト加工しているので，根管の多少の湾曲には自然に入っていく．

## 推奨する根管洗浄法

### 1) 根管洗浄の手順

　ニードルが削片などで詰まってしまうと吸引できなくなることが，iNP法の弱点である．iNP法を行う前には，超音波を用いて十分に根管内をきれいにしておく必要がある．筆者は超音波装置としてソルフィーF（モリタ，**図7**）とユニットに組み込まれたソルフィー（モリタ）を使用している．以下のような手順で根管洗浄を行っているが，76歳

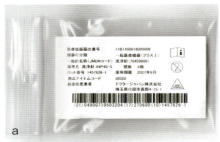
a：洗浄針iNP40-S

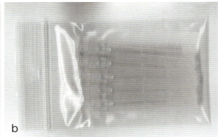
b：5本セットでCiメディカルから購入できる

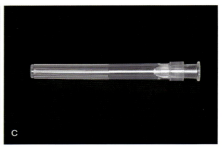
c：パッケージから出したところ

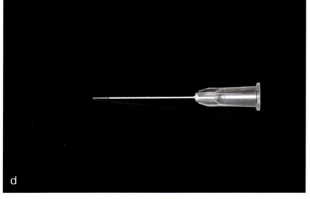
d：キャップを取るとこのように先端が2段階で細くなっている

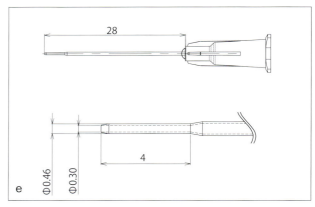
e：寸法図

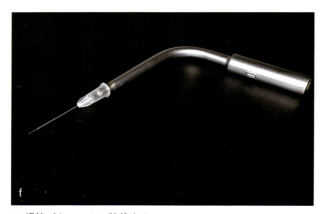
f：根管バキュームに装着する

g：ソフト加工をしてあるために自由に手で曲げられる．適宜曲げて根管内に挿入する

**図6** 洗浄針iNP40-S（ドクタージャパン）

女性の上顎左側中切歯（図8）の治療例をもとに解説する．

### (1) 注水下での超音波洗浄

ソルフィーにルートキャナルチップE1（モリタ，図9a）を装着し，パワーは5.0（最大値7.0）に設定する．仮封除去，根管形成での削片の除去などのために行う（図9b～d）．

### (2) 超音波洗浄

UAI（Ultrasonically activated irrigation）あるいはPUI（Passive ultrasonic irrigation）と

# UAIとiNP法による根管洗浄法について

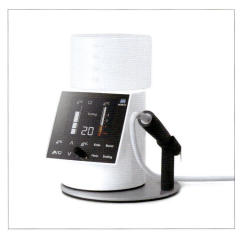

図7 ソルフィーF(モリタ)

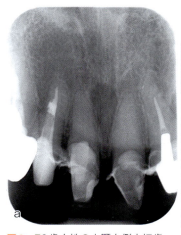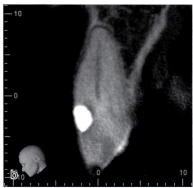

図8 76歳女性の上顎左側中切歯
a:デンタルエックス線写真. 根管はほとんど見えない
b:CBCT像(X-800, モリタ). 根管は狭窄しており, 唇側に向かって側枝が見られる

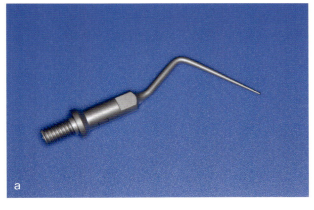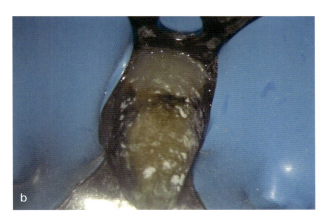

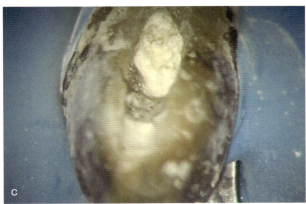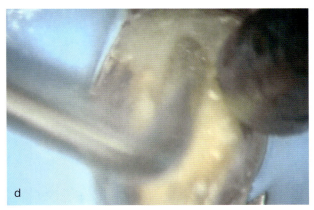

図9 a:ルートキャナルチップE1(モリタ)
b:術前. 唇側歯頸部にレジン充填がある. Tecとなっているので, 髄腔開拡は唇側から行った
c:髄腔開拡後. 髄腔には切削片が見られる
d:ソルフィーにルートキャナルチップE1を装着し, 注水下での超音波洗浄で削片を洗い流す

呼ばれる方法である. ソルフィーF(図7)のハンドピースを用い, エンドチップMEH3(モリタ, 図10a左)に超音波用エンドファイルダブル(モリタ, 図10a右)を装着

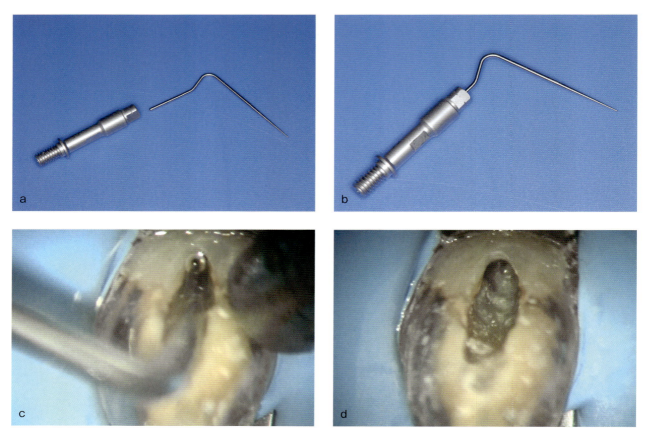

図10 a：エンドチップM EH3（モリタ）とエンドファイルダブル（モリタ）
b：エンドチップM EH3にエンドファイルダブルを装着したところ
c：次亜塩素酸ナトリウムを満たして超音波洗浄を加える
d：歯冠部の洗浄液を吸引後

し（図10b），パワーを5（最大値25）の設定で使用する．超音波振動は弱く設定する．

根管内および髄腔内に次亜塩素酸ナトリウムを満たして，超音波振動を加える（図10c）．洗浄液が泡立つ程度である．振動が弱く飛散してもなくなりはしないので，洗浄液の追加を頻繁に行う必要はない．洗浄中は根管バキュームを髄腔開拡の近くに設置して，飛び散った飛沫を吸引する．大体1回の注液で5〜10秒程度，振動を加える．最初は次亜塩素酸ナトリウムが白く泡立つ．根管内の溶液をiNP40-Sで吸って新たな次亜塩素酸ナトリウムを満たす．超音波振動を加えると最初ほどは泡立たず，白く濁ったようになる．何度か繰り返すと，あまり濁らなくなる．おそらく根管内の汚染物質が減少していったためと考えられる．

最後は歯冠部の洗浄液を吸引する（図10d）が，根管内には多少洗浄液が残っている．

(3) 根管内吸引洗浄

根管バキュームに装着したiNP40-Sを根管内に挿入する．根管内に残っている次亜塩素酸ナトリウムを吸引するとともに，新しい次亜塩素酸ナトリウムを注液して根管内に

# UAIとiNP法による根管洗浄法について

CHAPTER 4

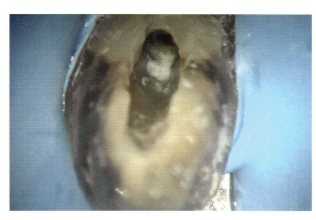

図11　根管内吸引洗浄後

灌流させる．最後は注液を止め，根管内の洗浄液をあらかた吸引して根管内を乾燥する（図11）．

現在考えられる最もシンプルで効果が高い根管洗浄法は，以上である．

## 2）iNP法の注意点

　iNP法では根尖部で洗浄液を陰圧針で吸引するので，吸引できる量より多い洗浄液を根管内に注入すると溢れてしまう．供給量を制御するために，陽圧針の径は小さいほうが良い．そのためにiNP法でもシリンジ法と同様に，陽圧針としてブラント針27G（ニプロ，図1a）を使用する．陰圧針の先端径は根管径より小さくなければならない．径が一致してしまうと洗浄液が通るスペースがなくなり，根管口から溢れてしまう．シリンジ洗浄のときも同様で，陽圧針の径と根管径が一致してしまうと洗浄液は根尖しか逃げ道がないので，根尖孔外に過大な圧がかかり，気腫や疼痛の原因となる．根尖近くまで挿入するニードルは，根管径とバインドしたら，1mm程度，手前に戻して隙間を作って固定するのが良い．根管形成後の根管は先細りのテーパー状の形態となっているので，iNP法の場合は洗浄液が通るスペースを確保しやすい．

　iNP法でニードルが詰まると洗浄液を吸わなくなる．その場合の対処法は4つある．
① iNP-40先端を根管バキュームに近づけると，わずかな詰まりであれば取れることがある（図12）
② 根管内吸引洗浄中に吸わなくなったら，注液を止める．そして無注水で超音波チップ（ルートキャナルチップE1）を当てると，振動で詰まりが解消することもある（図13）
③ #10KファイルをiNP-40先端に通して詰まりを取る（図14）
④ 径が合えば3wayシリンジにつけてエアを出すと，詰まりが取れることもある（図15）．iNP-40が詰まってなければ，この方法で根管の深い部分をエアで乾燥することもできる

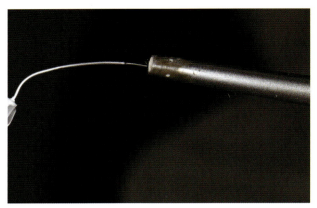
図12 iNP-40先端を根管バキュームに近づける．わずかな詰まりであれば，取れることがある

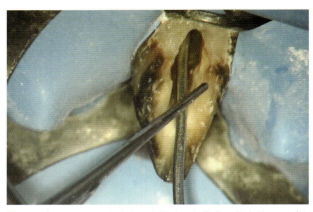
図13 詰まって吸わなくなった場合，無注水で超音波チップを当てると，振動で詰まりが解消することもある

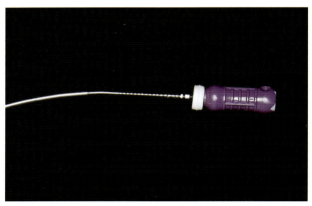
図14 #10Kファイルを iNP-40先端に通して詰まりを取る

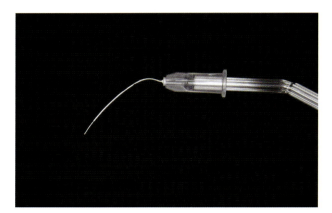
図15 径が合えば3wayシリンジにつけ，エアを出して詰まりを取る．エアで，この方法で根管の深い部分を乾燥することもできる

これらの方法でも詰まりが取れなければ，新しいニードルに交換したほうが良い．

## 根管洗浄が終わったら

根管洗浄後に行うのは，根管充填である．根管充填直前にもう一度ファイルを入れて作業長を確認したくなることがある．しかし，ファイルを入れると削片やスメアが発生する（図16a）ので，再度根管洗浄を行う必要がある．洗浄後，注液を止めてiNP-40でそのまま根管内を吸引し，マスターアピカルファイルと同じサイズのペーパーポイントを1〜2本入れて根管乾燥を終了する（図16b）．その後，通法に従って根管充填する（図16c）．

# UAIとiNP法による根管洗浄法について

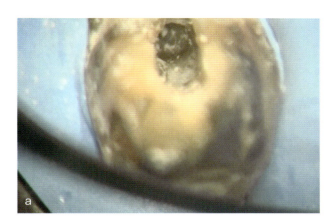
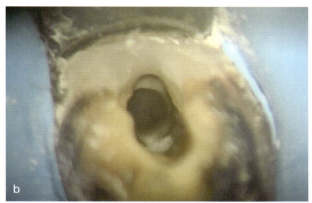
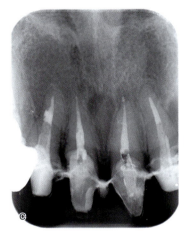

図16　a：根管洗浄後に根管内にファイルを入れると，また削片が生成されるので根管洗浄が必要になる
b：根管充填前の根管は，このようにきれいになっている必要がある
c：根管充填確認のデンタルエックス線写真．Bio-Cシーラー（ヨシダ）を用いたシングルポイント法で根管充填を行った．側枝にシーラーが入っている

## 根管洗浄の効果

　今さらだが，根管洗浄は何を目的としてやっているのだろう．根管をきれいにするためである．根管がきれいになったことはどのように確認すれば良いだろうか．また，その効果を臨床で実感することはできるだろうか．図16aの状態が図16bのようになったら，きれいになったことは実感できるだろう．また，根管内に入れた次亜塩素酸ナトリウムに弱い超音波振動をかける（UAI）と白濁する（図17a）が，UAIを何度か行うと白濁の程度が弱くなってくる（図17b）．このような変化は，UAIの効果と考えることができる．

　iNP法は根尖付近まで洗浄でき，洗浄液を吸引すると歯科用顕微鏡下で根尖孔まで観察できるようになる．シリンジ洗浄だと根管内，特に根尖近くに洗浄液が残ってしまう（図18a）．これを吸引することで，図18bのように根尖孔を観察できる[2,3]ようになる．歯科用顕微鏡では何を見るかが重要であるが，根尖まで見えるように治療することが醍醐味であろう．

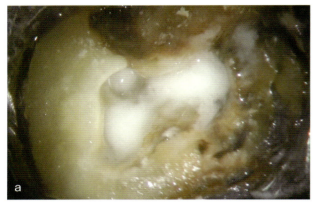
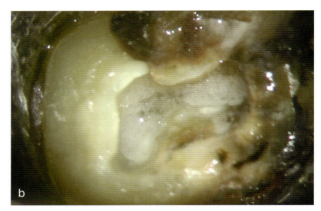

図17　a：根管に次亜塩素酸ナトリウムを入れて超音波振動（UAI）をかけると白濁してくる
　　　b：UAIを何度か繰り返すと，白濁の程度が変わってくる

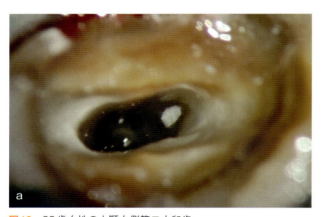
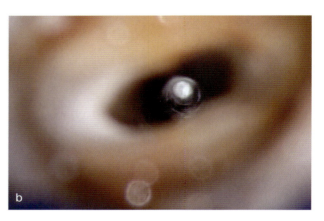

図18　38歳女性の上顎右側第二小臼歯
　　　a：根管内には洗浄液が残り，根尖孔は観察できない．右側に見える白いものは仮封材の取り残し
　　　b：根管内吸引洗浄後，陰圧針で吸引針を吸い上げると，白く見える根尖孔を観察できるようになる

　　根管洗浄は実感しにくい処置であるが，フィン・イスマスやあるかどうかわからない側枝をきれいにできて，中に入っているかもしれない削片や有機物をUAIやiNP法で洗い流すことを期待して，丁寧に行う．図8bのように側枝の存在がわかっていれば，そこをめがけるような気持ちで洗浄を行う．すると，図16cのようにシーラーが入ることがある．このようなことがあると，根管洗浄の効果を感じる．

　　根管洗浄液としては次亜塩素酸ナトリウムを使用するのが一般的である．濃度は使用する商品により6〜10％となる．これらを薄めて使用することもあると思うが，次亜塩素酸ナトリウムは必須であろう．EDTAの使用も近年推奨されているようであるが，これは臨床での使用実感が全くわからない．スメアの除去がその目的であるが，図16aのように洗浄後に根管内に器具を入れると，削片とともにスメアが発生する．そこでまたEDTAを用いて根管洗浄をするだろうか？　また，EDTAの後，中和を目的として次亜塩素酸ナトリウムで洗浄するが，象牙質壁は電子顕微鏡レベルでエロージョン[4]が発生しボロボロになる．このような負の効果があるため，EDTA洗浄をする必要はないと考

# UAIとiNP法による根管洗浄法について

えている．そして使用しなくても何も変わらず，結局EDTAの効果を感じることもなかったというのが現実である．

## おわりに

　根管内吸引洗浄法（iNP法）は，一般的にはまだなじみのない方法であろう．超音波洗浄（UAI）と組み合わせることにより，効果的な根管洗浄が達成できる．この根管洗浄法を実施できるということは，きちんと根管形成できている証拠で，より高いレベルの根管治療が達成される．陽圧針と陰圧針を区別し，シリンジ洗浄とは異なるiNP-40Sを用いた根管洗浄法を，ぜひ実行してみていただきたい．

### 文　献

1) 福元康恵ほか．根管内吸引を用いた根管洗浄法　1　洗浄液の根尖孔外への溢出について．日歯保存誌．2004；47（1）：37-42．
2) 吉岡隆知，吉岡香林．根尖をみる〜根管内根尖部観察法．ザ・クインテッセンス．2012；31（6）：1271-1278．
3) 吉岡隆知．根尖の肉芽組織について．日歯内療誌．2008；33（3）：162-167．
4) Niu W, et al. A scanning electron microscopic study of dentinal erosion by final irrigation with EDTA and NaOCl solutions. Int Endod J. 2002；35（11）：934-939.

CHAPTER 5

# これからの根管洗浄

古畑和人　Kazuto Furuhata

## 根管形成と根管洗浄の関係

　根管形成は何のために行われるものかを考えたことはあるだろうか．汚染物質を取り除くことは目的の一つではあるが，ファイルを用いた機械的清掃は根管内の3割強程度しか行うことができないという報告がある[1]．根管形成の主な目的は根管の清掃ではなく，その後のステップである根管洗浄と根管充填を可能にするために行われるものという考え方が現在では強くなっている．

　では，根管洗浄と根管充填が可能であればファイルを用いた根管形成は必要ないだろうか．実際，根管形態によってはファイルを用いずに根管治療を終了できるケースは多々存在しており，ファイルをもつことが根管治療の必須条件であるというイメージをもっているならば，その考え方は捨て去ったほうが良いと考えている．

### 1) 根管洗浄ができれば根管形成は必要ないか？

　根管形成は，根管洗浄と根管充填が可能な形態を作る"Cleaning & Shaping"を目的として行われる．前述のように，根管形成では根管壁面の大部分に触れることは難しく，根管内の汚染物質を除去する役割の多くを根管洗浄が果たしていると考えると，洗浄と充填が可能であればファイルを用いた根管形成は必要ないかもしれない．実際に，国内では販売がないが，インスツルメントを用いずに洗浄と充填を可能にするシステム（GentleWave System：GWS，Sonendo）が海外では実用化されている[2]．

　臨床において，根管がもともと広く，はじめからある程度の太さのファイルが根尖まで抵抗なく入るのは多く経験することであり，その場合は洗浄だけで根管内を清掃することが可能であると感じている．ただし，デブリの除去を含めて洗浄のみで対応するため，根管洗浄液の活性化などをうまく取り入れる必要がある．

### 2) 根管洗浄を主軸に置いた根管治療症例

　以前直接覆髄処置を行った上顎左側第二小臼歯に歯髄症状が出たために抜髄に移行した症例である（図1a）．根管上部こそゲーツグリッデンドリルを用いて形成を行っているが，根管中央部以降は頬側根管，口蓋根管ともに根尖まで容易に超音波スケーラーのチップを挿入できる状態であったため，超音波根管洗浄法と根管内吸引洗浄法（iNP法）を用いた根管洗浄のみで対応している．

　電気的根管長測定の機能のある超音波スケーラー（ソルフィーF，モリタ）と細くカッティングエッジの付与がないチップ（エンドファイルダブル，モリタ）を用い，チップの到達度を根尖から2mm以内にあることを確認しながら繰り返し超音波による根管洗浄を行った（図1b）．洗浄時の発泡が少なくなった時点でiNP法を実施した（図1c，d）．根尖まで到達できる30Gの吸引針を用いて，電気的根管長測定器で洗浄液の到達位置

# これからの根管洗浄

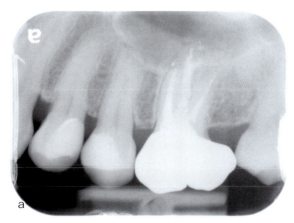

a 症例は上顎左側第二小臼歯．半年ほど前に直接覆髄処置を行って経過観察を続けていたが，強い歯髄症状が出たことから不可逆性歯髄炎に至ったものと診断し，根管治療となった

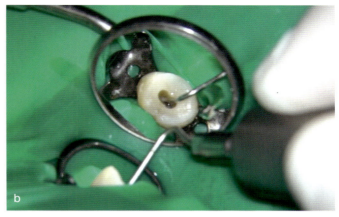

b 髄腔開拡，根管上部を形成後，超音波による根管洗浄を実施

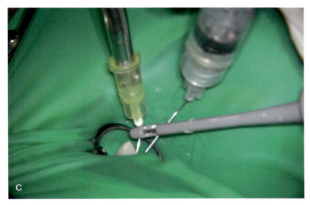

c 根管内吸引洗浄法を実施している様子．30Gのような細い吸引針はデブリでつまりやすいため注意が必要

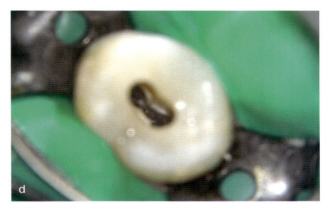

d 根管洗浄終了後．イスマスは洗浄によってきれいになり，根尖部に根尖孔を視認できる

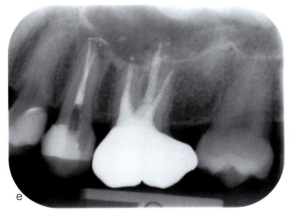

e 根管充填後のデンタルエックス線写真．根管洗浄と根管充填を適切に行うことができればファイルを用いた根管形成は必須ではない

**図1** 根管洗浄を主軸に置いた根管治療症例

をモニタリングしながら洗浄液を流し，そのまま根管内を乾燥させた上で垂直加圧根管充填を行っている（図1e）．最後の作業長の決定以外ではステンレススチールファイルを用いずに根管治療を終えることができた．

このようなケースだけではなく，下顎第二大臼歯の樋状根管など，元々インスツルメントを用いた機械的清掃が不可能なケースなどでは，根管洗浄液の活性化を利用することで効率よく歯質の切削量を減らしながら治療を行うことができるため，選択肢の一つになり得る．

根管洗浄を主軸に置いて細部まで洗浄を行うためには，各洗浄法のメリットとデメリットを考えて選択する必要がある．例えば，MDA法（Manual dynamic activation technique）は根管に適合するポイントを用いることで根管洗浄液の機械的清掃効果を高められるが，樋状根のような複雑な形態の根管ではそのメリットは生かしにくい．一方，UAI（Ultrasonically activated irrigation）やSAI（Sonically activated irrigation）のようなチップから離れた位置まで根管洗浄液を撹拌できる方法はインスツルメントでは清掃できない部位に洗浄液を流すことができるため，効果的と考えられる．根尖孔が広くあいている状態ではSAIは根管洗浄液の根尖孔からの溢出リスクが高く，根管が湾曲している場合はUAIで用いるステンレススチール製のチップは根管の不要な切削につながるリスクが高まる．iNP法は根管洗浄液の到達度は他の方法よりも優れているが，根管洗浄液の活性化を行わないため，分岐あるいはフィンのような部位への洗浄効果は高くはないと考えられている．このような，シチュエーションに合った根管洗浄法を選択する根拠をもてれば，根管洗浄を主軸に置いた根管治療も治療の選択肢として用意できる．

## これからの根管洗浄

それぞれの根管洗浄法の特徴を生かして，新しい根管洗浄法も続々と登場している．また，NiTi合金の形状記憶を利用したものなども存在する．その中で既存の洗浄法単独では対応が難しくこれまでは複数の洗浄法を組み合わせて対処していた課題に対して，ワンステップで解決できる可能性を秘めた根管洗浄法が考案されている．ここでは今後の研究が期待される二つの方法をご紹介する．

### 1）レーザーによる根管洗浄

レーザーが歯科に導入されてすでに長い期間が経過している．レーザーへの大きな期待に反して臨床利用はまだまだ少ないように感じるが，根管洗浄への応用も試みられている．それはLAI（Laser activated irrigation）と呼ばれるもので，多くの研究がすでに行われている．これまでは根管内にレーザーのチップを挿入して行うものが多かったが，今後期待される方法としてPIPS（Photon-induced photoacoustic streaming）が登場している[3]．この方法は，髄腔内に設置したチップからレーザーを照射することで根管全体に洗浄効果を及ぼす，というものだ．特徴的なのは，根管内に挿入する必要がないことからテクニックセンシティブなものではなく，各根管にキャビテーションの発生を伴う洗浄液の流れが生じるため，根管形態に関わらず無差別に洗浄を行うことができる．PIPS

# これからの根管洗浄

自体は設定が厳密に定義されているため，同じような方法であっても規定されている条件を満たさないものは"PIPS的な"運用となるが，ある程度効果が期待できることもすでに報告がある[4]．

レーザーによって励起されて発生したキャビテーションは，ごく短い時間の中で消滅するが，その消滅によって局所の圧力低下が生じ，飽和水蒸気圧を下回ると二次的なキャビテーションバブルが発生する，と考えられている[5]．このようにキャビテーションが繰り返し発生する現象によって根管洗浄液が"呼吸する"ように挙動することで，側枝やイスマス，フィンなどのような複雑な形態をもつ部位への機械的清掃効果を高めることができる．

また，根管へ触れることがないためスメアが形成されない．つまり，従来EDTAを用いて行っていたステップが，次亜塩素酸ナトリウムによる根管洗浄だけで終了できることもメリットとなる．

一方で，まだレーザーの出力や根管洗浄液の種類や濃度など，推奨される設定は模索が続いている状態であり，これからの研究で最適化されたプロセスが確立されればさらに効果が向上する可能性もある．レーザーを用いた根管洗浄は今の所国内では適用外使用となる．保険診療では用いることは許されず，自費診療で行われる場合にもそのリスクをよく理解した上で，患者に同意を得て用いることになる．今後の研究で最適化された利用法がより明らかになり，制度上も幅広く用いることができるようになることを期待している．

## 2) レーザーによる根管洗浄の実際

右下奥歯に痛みが出たとの主訴で治療を開始した症例である．患歯は下顎右側第二大臼歯であり，ブリッジの支台となっているが，エックス線写真上はメタルコアが入っていることは確認できるものの根管充填材は認められない（**図2a**）．根形態から樋状根管であることが術前から予想され，レーザーによる根管洗浄については，術前にリスクも含め説明のうえ，患者の了承を得て治療を開始している．

NiTiロータリーファイルでの根管形成を終えた際の根管を確認すると，各根管を連絡するイスマス様の構造が確認され，樋状根管であることがわかる（**図2b**）．上部の根管のコミュニケーションがある部位は狭く，削片やデブリが詰まっており取り除くことが難しそうに見える．形成による除去には限界があると思われるため，レーザーを用いたアクチベーションを利用した洗浄で細部は対応することとした．

レーザーにはアーウィンアドベールEVO（モリタ），チップはR200Tを用いている．設定は10pps・30mJとし，生理食塩水を用いる場合は注水あり，次亜塩素酸ナトリウムを髄腔に貯留して行う場合は無注水で，いずれもエアはなしで行っている．レーザーのチップ先端を髄腔に貯留した洗浄液内に設置してパルスを発振させると，根管から気泡が上がってくることが確認できる．興味深いのは各根管からいずれも発泡があること

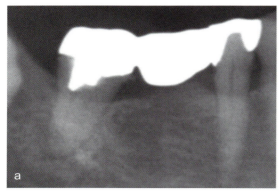
術前エックス線写真．ポストは確認できるが根管充填材は確認できない

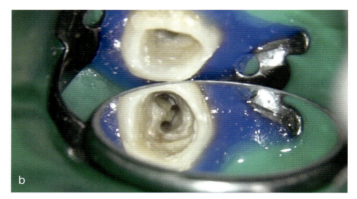
洗浄前の根管の状態．3根管に分かれて見えるがイスマスを介して連続している樋状根管

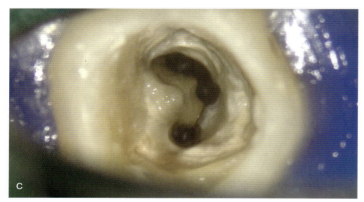
根管洗浄後．イスマス内部のデブリや削片は除去されている

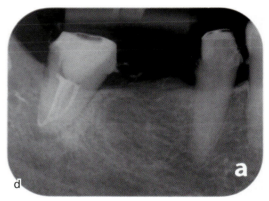
根管充填後．イスマスや根管の合流部が3次元的に充填されている

**図2** レーザーによる根管洗浄の実際

　で，チップから離れた場所でも洗浄液が活性化していることがわかる．それに伴い根管内のデブリが浮き上がるようにして排出される．チップを能動的に動かす必要がないため手技としては非常に簡便だが，次亜塩素酸ナトリウムはパルスの発振で飛散するため，必要に応じて洗浄液を交換して追加していく必要がある．

　洗浄が終了した時点の根管の様子を確認すると，根管のコミュニケーションがあった部位のデブリは見えるものについてはほぼ除去されており，薄いイスマスの内部の空間が開いていることが確認できる（図2c）．洗浄の中でニードルやチップなどのインスツルメントが根管壁に触れずスメアの形成がないため，根管乾燥後はEDTAを用いた洗浄は行わずに根管充填に移行できる．

　根管充填後のデンタルエックス線写真からは，上部では3根管に分かれているように見える根管が根尖付近で合流しており，上部の根管の間も不透過性の高いエリアがベール状に見えることから，C型の一つの扁平なスペースをもった樋状根管であったことを読み取ることができ，3次元的に根管充填が行われていることがわかる（図2d）．

# これからの根管洗浄

## 3) 超音波根管内吸引洗浄法

　貯留した根管洗浄液として次亜塩素酸ナトリウムのような化学的活性をもったものを用いる場合，洗浄液が根管内に留まる時間が長くなると化学反応が進み，化学的活性は失われていく．そのため化学的清掃効果を安定して期待するためには連続的に新鮮な根管洗浄液を供給する，あるいは頻繁に洗浄液を交換することが要求される．連続的に洗浄液を供給する根管洗浄法としてはシリンジ洗浄と根管内吸引洗浄法 (iNP法) があげられる．シリンジ洗浄は根管洗浄液の挙動の制御が難しいことは前述したが，適切な形態が付与されている根管に適切な深さに根管洗浄針を設置することで根管洗浄液を安定して供給できる．iNP法は，到達度のコントロールは非常に容易だが，吸引量に根管洗浄液の流れの速さが依存する．吸引針の内径の影響を強く受け，細ければ細いほど機械的清掃効果は根管洗浄液の流れの速さに依存するため，iNP法の機械的清掃効果の低さはデメリットと考えられる．これらの問題点を解消するために，根管内吸引洗浄法の実施にあたり，吸引針を超音波スケーラーなどのデバイスを用いて超音波振動させながら行う，という試みがなされている．超音波根管内吸引洗浄法 (Continuous apical negative-pressure ultrasonic irrigation：CANUI) と呼ばれるこの方法は，アクチベーションを用いた根管洗浄と，到達性に優れた根管内吸引洗浄法の双方のメリットを併せもつ方法として研究が始められている[6,7]．

　根管内吸引洗浄法を行っている間は常に根管内は新鮮な根管洗浄液で満たされているが，これを超音波で活性化させることができれば，機械化学的相互作用 (Mechano-chemical coupling) によって相乗効果が期待できる．さらに，超音波による洗浄液の撹拌で根管壁から剝離した汚染物質が吸引針から吸引されるため，洗浄を行っていく中で汚染物質が速やかに取り除かれる．これが見た目でわかりやすいのが貼薬剤の除去の際で，これまで苦労していた水酸化カルシウム製剤がみるみるなくなっていくことを見ることができる．吸引針が振動することで，吸引針にデブリが詰まることもある程度予防・解消することができるという副次的な効果も期待できる．欠点としては，吸引針が根尖付近まで入らなければいけないことと，これを行うデバイスが国内にはまだ存在しないことである．筆者は従来の超音波スケーラーやエアスケーラーを用いて，これを簡便に行うことができる治具を自作して使用している．ここでは簡単な症例を紹介する (図3)．

## 4) 超音波根管内吸引洗浄法の導入

　超音波根管内吸引洗浄法は，手技自体は従来から行われているUAIとiNP法を合わせて実施するというとてもシンプルなものであるが，吸引針を超音波振動させなければならないため，超音波スケーラーのチップに洗浄針を固定する機構が必要となる．また吸引を行うためサクションのホースの取り回しが煩雑にならないようハンドピースと一緒に保持するための機構や，デブリで吸引針が閉塞した際に除去する機構があると好ま

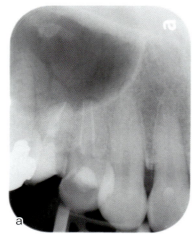

患歯は上顎右側第一小臼歯．根管充填材は根尖付近まで到達しているが，疎であると思われる

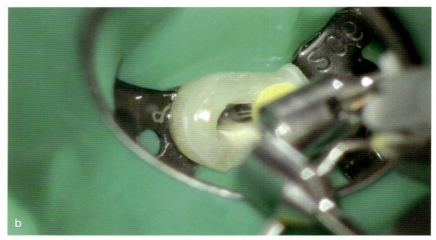

超音波根管内吸引洗浄法を行っている様子．超音波スケーラーのチップを加工して固定した根管吸引針の先端を根尖付近に設置し，根管洗浄液を根管口付近から連続的に供給して活性化しながら根管内吸引法を行う

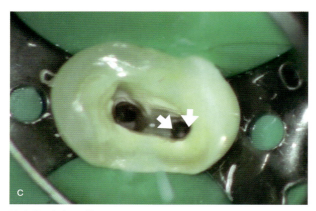

洗浄後の根管の様子．口蓋根の根尖付近で根管の分岐が確認できる．管間側枝となっていると思われるが，開口部のデブリが除去されていることがわかる

**図3** 超音波根管内吸引洗浄法の実際

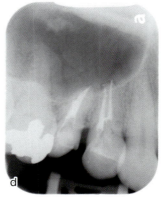

根管充填後のデンタルエックス線写真．管間側枝に充填されていることが確認できる

しい．現在国内ではこれを行うための製品が存在しないため，超音波スケーラーのチップの加工と，実施をスムーズに行うための治具を3Dプリンタを用いて自作して試験的な運用を行っている（図4）．ソルフィーF（モリタ）で行う際には，吸引針先端が根尖付近に到達していることを確認したうえで洗浄を開始することができるため，根尖孔に照準を合わせて機械的清掃効果と化学的清掃効果を両立させて洗浄を行いたい，という要求に安全かつ確実に応えることができる．また，他社の超音波スケーラーやエアスケーラーにも同様の治具を作成すれば設置が可能であり，特別な超音波スケーラーを用意しなくても汎用性の高い運用が可能である点が利点である．

海外ではこれを行うためのシステムとしてPac-Dent社からiVac Apical Negative Pressure Irrigation and Activation Systemが販売されている．同社の超音波スケーラーに吸引針を固定できるチップを装着して行う．根管洗浄液は超音波スケーラー本体からの内

# これからの根管洗浄

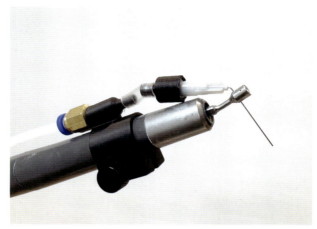

図4 ソルフィーFのハンドピースに自作の治具を装着した超音波根管内吸引洗浄法の装置

部注水で供給される水を利用しているため，根尖部まで機械的な清掃効果を届かせることを目的としたシステムとなっている．この製品の吸引針はステンレススチールではなくポリマー製で湾曲根管などでも容易に追随でき，NiTiロータリーファイルでの形成との親和性が高い．超音波チップ自体はリユースでき，ニードルのみがディスポーザブルとなるためランニングコストも比較的抑えられている．これから広まる可能性がある，新しい根管洗浄法として注目されている．

### 文　献

1) Peters OA, et al. ProTaper rotary root canal preparation：effects of canal anatomy on final shape analysed by micro CT. Int Endod J. 2003；36(2)：86-92.
2) Coaguila-Llerena H, et al. Outcomes of the GentleWave system on root canal treatment：a narrative review. Restor Dent Endod. 2022；47(1)：e11.
3) Do QL, Gaudin A. The Efficiency of the Er：YAG Laser and PhotonInduced Photoacoustic Streaming (PIPS) as an Activation Method in Endodontic Irrigation：A Literature Review. J Lasers Med Sci. 2020；11(3)：316-334.
4) Nagahashi T, et al. Er:YAG laser-induced cavitation can activate irrigation for the removal of intraradicular biofilm. Sci Rep. 2022；12(1)：4897.
5) 吉嶺嘉人ほか．Er:YAGレーザーを用いた根管内洗浄効果に関する研究．日レ歯誌．2016；27(1)：13-18.
6) Castelo-Baz P, et al. Continuous Apical Negative-Pressure Ultrasonic Irrigation (CANUI)：A new concept for activating irrigants. J Clin Exp Dent. 2017；9(6)：e789-e793.
7) Castelo-Baz P, et al. Efficacy of continuous apical negative ultrasonic irrigation (CANUI) in penetration of simulated lateral canals in extracted teeth. Sci Rep. 2021；11(1)：10908.

# 索引

## あ
アイシング······················ 8

## い
イスマス···················· 42, 66
溢出···················· 14, 36, 44

## お
音波根管洗浄····················· 23

## か
解剖学的形態····················· 36
化学的清掃···················· 3, 33

## き
機械化学的相互作用················· 67
機械的清掃···················· 3, 33
キャビテーション················ 21, 25

## く
クロルヘキシジン··················· 5

## こ
根管拡大························· 2
根管乾燥························ 56
根管形成····················· 3, 62
根管形態························ 36
根管洗浄························ 62
根管洗浄液·················· 4, 7, 14
根管洗浄液の挙動·················· 16
根管洗浄法の使い分け··············· 33
根管洗浄法の分類·················· 12
根管内吸引洗浄法
 ············· 27, 39, 41, 50, 62, 67
根管バキューム···················· 49
根尖孔外の形態···················· 42
根尖突出························ 44

## し
次亜塩素酸ナトリウム············· 4, 58
シリンジ洗浄·················· 15, 48

## す
数値流体解析····················· 16
スメア······················ 58, 65

## せ
洗浄針···················· 28, 48, 50

## ち
超音波根管洗浄·············· 21, 52, 62
超音波根管内吸引洗浄法·············· 67

## て
テーパーロック··················· 17

## に
ニードル················ 16, 28, 48, 50

## ひ
ヒポクロアクシデント················ 4

## る
ルアーロック式シリンジ·········· 19, 49

## れ

冷却洗浄法・・・・・・・・・・・・・・・・・・・・・・・・ 8
レーザーによる根管洗浄・・・・・・・・・・・ 25，64

## わ

湾曲根管・・・・・・・・・・・・・・・・・・・・・・・ 2，23

## 数字

2根管1根尖孔・・・・・・・・・・・・・・・・・ 37，40

## 欧文

Apical vapor lock（AVL）・・・・・・・・ 14，27，31
Computational fluid dynamics（CFD）・・・・ 17
Continuous apical negative-pressure ultrasonic irrigation（CANUI）・・・・・・・・・・・・・・・ 67
EDTA・・・・・・・・・・・・・・・・・・・・・・・・ 5，58
HEDP・・・・・・・・・・・・・・・・・・・・・・・・・・・ 5
irrigation with negative pressure（iNP法）・・・ 27, 39, 41, 50, 62, 67
Laser activated irrigation（LAI）・・・・・・ 25，64
Manual dynamic activation technique（MDA法）
・・・・・・・・・・・・・・・・・・・・・・・・・・・・・・ 24
Mechanochemical coupling・・・・・・・・・・・・ 67
MTAD・・・・・・・・・・・・・・・・・・・・・・・・・・ 5
Passive ultrasonic irrigation（PUI）・・・・ 21，52
Photon-induced photoacoustic streaming（PIPS）
・・・・・・・・・・・・・・・・・・・・・・・・・・・ 26，64
Sonically activated irrigation（SAI）・・・・・・・ 23
Ultrasonically activated irrigation（UAI）
・・・・・・・・・・・・・・・・・・ 21，39，52，67
Vertucciの分類・・・・・・・・・・・・・・・・・・・・・ 36

根管洗浄　　　　　　　　　　　　　　ISBN978-4-263-44724-6

2024年9月25日　第1版第1刷発行

編　著　吉　岡　隆　知
発行者　白　石　泰　夫
発行所　医歯薬出版株式会社

〒113-8612　東京都文京区本駒込1-7-10
TEL（03）5395-7638（編集）・7630（販売）
FAX（03）5395-7639（編集）・7633（販売）
https://www.ishiyaku.co.jp/
郵便振替番号 00190-5-13816

乱丁，落丁の際はお取り替えいたします　　印刷・木元省美堂／製本・皆川製本所
Ⓒ Ishiyaku Publishers, Inc., 2024. Printed in Japan

本書の複製権・翻訳権・翻案権・上映権・譲渡権・貸与権・公衆送信権（送信可能化権を含む）・口述権は，医歯薬出版㈱が保有します．
本書を無断で複製する行為（コピー，スキャン，デジタルデータ化など）は，「私的使用のための複製」などの著作権法上の限られた例外を除き禁じられています．また私的使用に該当する場合であっても，請負業者等の第三者に依頼し上記の行為を行うことは違法となります．
JCOPY ＜出版者著作権管理機構 委託出版物＞
本書をコピーやスキャン等により複製される場合は，そのつど事前に出版者著作権管理機構（電話 03-5244-5088，FAX 03-5244-5089，e-mail：info@jcopy.or.jp）の許諾を得てください．